环境噪声扰动下
传染病模型的动力学分析

陈 灿 著

北 京
冶 金 工 业 出 版 社
2025

内 容 提 要

本书利用随机微分方程的定性理论，对环境噪声扰动下传染病模型的动力学性态进行了详细分析和介绍。全书共分 4 章，主要内容包括绪论、具有饱和发生率的随机 SIS 传染病模型、具有接种效应的随机传染病模型、Lévy 噪声驱动下的随机多菌株 SIS 传染病模型。

本书可供卫生安全、数学、生物学、医学等研究人员阅读，也可供高等院校有关专业的师生参考。

图书在版编目 (CIP) 数据

环境噪声扰动下传染病模型的动力学分析 / 陈灿著.
北京 ：冶金工业出版社，2025.6. -- ISBN 978-7-5240-0255-0

Ⅰ. R51

中国国家版本馆 CIP 数据核字第 2025QF9551 号

环境噪声扰动下传染病模型的动力学分析

出版发行	冶金工业出版社	电　　话	（010）64027926
地　　址	北京市东城区嵩祝院北巷 39 号	邮　　编	100009
网　　址	www.mip1953.com	电子信箱	service@mip1953.com

责任编辑　刘林烨　美术编辑　吕欣童　版式设计　郑小利
责任校对　梁江凤　责任印制　范天娇
北京捷迅佳彩印刷有限公司印刷
2025 年 6 月第 1 版，2025 年 6 月第 1 次印刷
710mm×1000mm　1/16；8.25 印张；142 千字；125 页
定价 109.00 元

投稿电话　（010）64027932　投稿信箱　tougao@cnmip.com.cn
营销中心电话　（010）64044283
冶金工业出版社天猫旗舰店　yjgycbs.tmall.com
(本书如有印装质量问题，本社营销中心负责退换)

前　　言

　　传染病严重危害人类的身体健康，并影响社会稳定和经济发展。传染病动力学是对传染病在理论上进行定量研究的一个重要方法，通过数学模型来描述疾病的发病机理、传播规律及发展趋势，从而为公共卫生部门制定合理有效的防控措施提供理论指导。由于在现实生活中，各种各样的随机干扰无处不在，这些随机因素都会不同程度地影响疾病的传播。因此，在传染病的建模分析中，考虑环境噪声的影响往往能够更加真实地反映疾病传播的规律和特征，因而基于随机动力学的理论和方法对传染病模型进行分析和研究，具有重要的理论和应用意义。本书利用随机微分方程的定性理论，对环境噪声扰动下传染病模型的动力学性态进行了分析。

　　全书共分为 4 章：第 1 章概述了随机传染病动力学模型的研究背景，并在此基础上阐明了本书的主要内容；第 2 章考虑环境噪声下的参数扰动，通过对疾病的传染率系数引入环境白噪声的干扰，建立了具有饱和发生率的随机 SIS 传染病模型，并分析了其随机动力学性态；第 3 章考虑系统变量的扰动，即假设环境白噪声正比于系统变量，建立并研究了随机接种模型，并进一步分析了环境白噪声及个体的空间转移对疾病传播的影响，建立了随机反应扩散接种模型，结果表明弱的噪声强度和空间扩散系数不会影响系统的长期动力学行为；第 4 章考虑参数受到 Lévy 噪声的扰动，即疾病各菌株的传染率系数可能会受到环境中突发的大幅度的随机扰动，建立了由 Lévy 噪声驱动的随机多菌株 SIS 传染病模型，分析了其随机动力学性态。

　　本书内容涉及的研究得到了河南省高等学校重点科研项目计划基础研究专项 (24ZX008)、河南省自然科学基金项目 (252300420350)、河南省本科高校青年骨干教师培养计划项目 (2023GGJS112)、郑州航空工业管理学院青年科研基金支持计划专项 (25ZHQN01003)、河南省高等教育教学改革研究与实践项目 (2024SJGLX0410 和 2024SJGLX0150) 的支持, 在此表示感谢。

　　本书由郑州航空工业管理学院陈灿撰写完成, 在撰写过程中, 参考了相关文献资料, 在此对文献作者表示感谢。

　　由于作者水平所限, 书中不妥之处, 敬请读者批评指正。

作　者

2025 年 1 月

目 录

第 1 章 绪　　论

传染病不仅给人类的身体健康带来严重威胁, 而且影响社会稳定和经济发展, 因此关于传染病的预防与控制始终是公共卫生部门非常关注的问题 [1-2]。长期以来, 人类就与各种各样的传染病进行了不屈不挠的斗争。回顾斗争的历程, 极少数的传染病 (如天花) 已被人类消灭, 白喉、麻疹、百日咳、破伤风等传染病已经在很多国家和地区得到了遏制。尽管如此, 仍然有许多传染病 (如艾滋病、埃博拉病毒、H1N1 新流感) 不断出现。因此为了同危害人类健康的传染病作斗争, 人类社会利用了各方面的力量。医学家、病毒学家、基因学家、生物学家等都参与到了这个无休无止的 "战斗" 过程中来, 其中也包括数学家。数学家们建立能够反映疾病传播特性的数学模型, 并对传染病模型的动力学行为进行定性、定量分析, 进而描述疾病的发病机理、传播规律, 预测疾病的变化发展趋势及相关控制措施的有效性, 从而为疾病防控部门制定最优的预防控制措施提供理论基础和数值依据 [3-4]。传染病动力学性态的分析能够很好地从疾病的传播机理方面来进一步反映疾病的流行规律, 从而有利于人们深入了解疾病传播过程中的一些全局性态[5]。

1.1　研究背景及意义

传染病的建模研究始于 20 世纪。1906 年 Hamer[6] 为了分析麻疹反复流行的原因, 建立并研究了一类离散时间传染病模型。在传染病动力学的研究中, 长期以来主要使用的数学模型是基于 1927 年 Kermack 和 McKendrick[7] 创立的仓室模型, 并且这种类型的传染病模型到现在仍然被广泛地应用和不断地改进创新。此外, Kermack 和 McKendrick[8] 提出了决定疾病流行与否的阈值理论, 为传染病动力学的研究与发展奠定了坚实的基础。随着传染病动力学研究的蓬勃发展, 大量的数学模型已被用于分析各种类型的传染病问题。从传染病模型的数学结构来看, 大多数的传染病建模主要是基于常微分方程[9-11]、具有年龄结构的一阶偏微分方程[12-14]、具有扩散项的二阶偏微分方程 [15-17]、考虑时滞因素的时滞微分或者积分方程[18-20]。对于这些传染病模型的理论分析主要集中在解的适定性、疾病的灭绝与持久、周期解的存在性, 以及稳定性、基本再生数的计算、分支的存在性等动力学性态。

　　现有的关于传染病动力学的研究中, 大多数是基于确定性的数学模型, 其主要依据是假设环境中个体的数量足够大, 根据统计学中的大数定律, 系统的行为会呈现出相对比较平稳的统计规律, 因此把系统近似地看成是确定性的[21]。这样的处理方式在一定程度上简化了问题, 为传染病动力学的研究带来了方便。然而在现实环境中, 各种形式的随机干扰 (如骤变的温度、天气等) 是无处不在的, 进而会影响到生态系统 (包括人类在内的各个种群)[22-23], 只不过有的时候这些随机干扰太小, 使得它不足以影响整个系统发生变化, 所以经常会被人们忽略。May [24] 就曾指出环境中的噪声会不同程度地影响系统中的参数, 因此系统中的参数会呈现出随机波动; 而且许多生物方面的实际观测资料都显示环境中的随机波动是很明显的。由于疾病传播过程中的时间、空间、气候、环境等不确定因素的存在, 如果忽略掉随机噪声就会使得传染病模型不够准确, 因此揭示环境噪声如何影响疾病的传播是一个非常重要的问题。为了更加客观真实地描述疾病的传播过程, 考虑个体的数量随时间的变化是一个随机过程, 即在任意的时刻个体的数量应该服从一个随机分布, 而不是一个确定的值。所以应用随机微分方程的理论知识建立随机传染病模型并研究其传染病动力学性态, 在某种程度上能够更好地刻画环境中疾病传播的实际现象[25]。此外, 还有一部分随机传染病模型的动力学的研究是通过考虑统计随机因素, 基于 Allen[26-27] 建立的定性理论, 对于系统中的多个状态变量, 建立离散的马尔可夫链的传染病模型。

　　随机微分方程是 20 世纪中叶发展起来的一门学科[28-35], 并且自从日本数学家伊藤清 [36-37] 引入伊藤微积分以来, 随机微分方程作为数学中一个新的分支得到了充分的发展。目前, 随机微分方程已经被广泛应用到金融系统、控制系统、数量经济、统计物理、系统生物学等领域中[38]。近些年来, 应用随机微分方程的理论知识及数值模拟方法, 建立随机传染病模型, 通过研究其随机动力学性态来描述疾病的传播规律以及变化发展趋势, 已引起了国内外学者的关注[39-44]。

　　目前, 许多学者通过考虑确定性模型中的关键参数 (如传染率系数、出生率、死亡率等) 受到环境白噪声的扰动, 即假设该参数不再是一个确定的值而是会围绕某个确定的值随机波动[45-49], 从而在确定性模型中引入环境白噪声建立随机传染病模型。进一步研究其随机动力学性态, 并且比较随机模型所得到的结论与相应的确定性模型所得到的结论的异同。对于这类随机传染病模型动力学性态的研究不同于确定性模型, 利用再生矩阵计算基本再生数的方法[50] 不再适用。根据随机微分方程平凡解的定义[30], 如果随机模型存在无病平衡点, 则通过构造随机 Lyapunov 函数证明随机模型的无病平衡点的某种随机稳定性, 来反映疾病最终趋于灭绝; 如果随机模型不存在无病平衡点, 则研究随机模型的解在确定性模型的无病平衡点附近的动力学行为。一般根据参数扰动建立的随机模型不存在地方病平衡点, 因此为了研究疾病是否流行, 通过分析随机模型的解在确定性模型的地方病平衡点附近的动力学行为, 或者考虑随机系统在时间均值意义下的持久性[51]。对于具有非退化项的随机模型, 可以进一步考虑随机系统存在平稳分布, 且具有遍历性质, 同样可以反映疾病的流行。

遍历性是马尔可夫过程的一个重要的性质, 是指可以从随机过程的一个样本函数中获得它的各种统计特性, 即统计结果在时间和空间上具有统一性, 表现为时间均值等于空间均值[29]。因此, 研究随机传染病模型平稳分布的存在性, 以及遍历性质有利于进一步研究生物统计, 利用平稳分布的遍历性质可以用时间平均来近似空间平均, 从而进一步得到随机过程的某些特征参数, 更好地分析实际中的问题; 并且这些研究结果表明, 环境白噪声的存在能够改变确定性模型的动力学行为[52], 使得随机模型呈现出更加丰富的动力学性态, 有助于人们对疾病的传播规律及发展趋势有一个新的认识和理解, 从而在传染病的建模与研究的过程中, 环境噪声是不能忽略的重要因素。建立随机传染病模型的另外一种方法是引入确定性系统中某些变量的扰动[53-57], 即假设环境白噪声正比于系统变量, 并且通过分析随机传染病模型的渐近行为, 以及解的性质来反映疾病的灭绝或者持久。还有少部分随机传染病模型的建立是根据对确定性模型中的平衡点进行扰动[58-60], 通过构造随机 Lyapunov 函数, 证明其相应线性系统平凡解的稳定性来反映随机模型的平衡点的随机局部稳定性。

综上所述, 为了更加客观真实地描述疾病的传播规律及更加准确地预测其发展趋势, 研究随机传染病模型的建模方法及其随机动力学性态的理论分析和数值计算方法, 具有十分重要的意义。

到目前为止, 大部分随机传染病模型是基于随机微分方程的理论知识, 通过在确定性模型中引入环境白噪声而建立的, 其主要依据是假设系统中的关键参数或系统中的某些变量, 或者平衡点受到连续的微小的随机因素的扰动。但是, 系统中的随机干扰源除了高斯白噪声外, 还可能有其他类型的噪声。当环境中的噪声强度很大时, 比如地震、海啸、飓风等突发性的大规模的自然灾害, 人们通常用带跳跃的随机系统来刻画这种现象。如果忽略掉这些随机因素的干扰, 也会使传染病模型不够准确, 甚至会得到错误的理论结果, 更不利于传染病的预防控制。因此为了能够更加准确客观地描述疾病的传播过程, 在随机传染病模型的建模过程中, 同样应该把这些突发的剧烈的随机因素考虑进去。这些强度较大的随机干扰对疾病传播过程的影响, 从流行病学的角度解释就是会使得个体的数量突然发生很大的改变, 从数学的角度解释就是使得模型的样本路径不再是连续的, 并且在某个时刻会产生跳跃, 此时环境白噪声就不能够描述这些随机现象。因此如何将这些随机因素以数学的方式呈现在传染病模型中, 以及如何建立包含这种随机因素的传染病模型, 引起了一些学者的关注和思考。

Lévy 过程作为现代概率论中重要的一支得到了迅速的发展[61-65], 并且在生物系统、数学金融、序列、风险估计等各个领域都引起了高度的重视, 并得到了广泛的应用。首先, Lévy 过程是左极右连的随机过程, 即存在左极限并且是右连续的。其次, 根据 Lévy–Itô 分解的理论方法知, Lévy 噪声可以分解为标准的高斯白噪声和包含带泊松跳跃的噪声, 从而 Lévy 噪声不仅能够描述环境中连续的微小的随机扰动, 还能够刻画突发的剧烈的随机扰动。因此将 Lévy 噪声引入确定性模型建立的随机传染病模型, 不仅能够体现个体数量在大多数的情况下是连续变化的, 而且能够体现在突发状况下所引起的个体数量的剧烈变化。但是, 由于 Lévy 噪声的复杂性及所建立的随机模型理论分析和数值模拟上的难度, 目前这部分的研究工作还不是太多[66-71], 需要进一步深入的研究。从已有的一些研究结果中发现, Lévy 噪声的存在有可能会抑制疾病的爆发。并且对于由 Lévy 噪声驱动的随机传染病模型, 当不考虑环境中突发的大幅度的随机扰动, 即不考虑 Lévy 噪声中的跳跃时, 其理论结果与由环境白噪声扰动的随机模型的结果一致; 当不考虑环境中的随机因素的干扰时, 其理论结果与确定性模型的结果一致。因此随机系统的理论结果在一定程度上更能揭示疾病的实际传播发展过程, 也是传染病动力学研究中的一大进步。

1.2   随机传染病动力学模型的研究现状

近年来, 应用随机微分方程的定性理论, 在确定性模型中引入环境白噪声建立随机传染病模型, 并通过研究其随机动力学性态来分析疾病的传播过程,以及预测其变化发展趋势, 已经取得了一些研究结果。在传染病的随机建模过程中, 最常用的方法就是参数扰动, 即考虑确定性模型中的关键参数 (如传染率系数、出生率、死亡率等) 受到环境白噪声的扰动。Gray 等[43] 考虑疾病的传染率系数 β 受到环境白噪声的干扰, 即 β 不再是一个确定的值, 而是会围绕某个定值随机波动, 数学表示为 $\beta \rightarrow \beta + \sigma\xi(t)$, 其中 $\xi(t)$ 是高斯白噪声, 且满足 $\mathrm{d}B(t) = \xi(t)\mathrm{d}t$, σ 表示高斯白噪声的强度, 这里 $B(t)$ 表示标准布朗运动, 因此在确定性 SIS 传染病模型中引入环境白噪声, 利用随机微分方程建立随机 SIS 传染病模型:

$$
\begin{cases}
\mathrm{d}S(t) = \left[\mu N - \beta S(t)I(t) + \gamma I(t) - \mu S(t)\right]\mathrm{d}t - \sigma S(t)I(t)\mathrm{d}B(t) \\
\mathrm{d}I(t) = \left[\beta S(t)I(t) - (\mu + \gamma)I(t)\right]\mathrm{d}t + \sigma S(t)I(t)\mathrm{d}B(t)
\end{cases}
\tag{1-1}
$$

由于总人口恒定, 则随机模型 (1-1) 可以降维成一维随机微分方程。通过分析随机模型无病平衡点的几乎必然指数稳定性, 以及随机模型的解在确定性模型地方病平衡点附近的波动行为, 得到随机模型中决定疾病灭绝与否的阈值 R_0^S。并且通过比较发现, 该阈值比确定性模型中的基本再生数小, 即当噪声强度较小且 $R_0^S < 1$ 时, 在随机模型中疾病几乎必然灭绝, 然而在相应的确定性模型中疾病会持久存在。此外, 强度较大的环境白噪声, 对应环境中突变的温度、天气等一些不可预测的突然剧烈的随机扰动, 同样能够使得疾病灭绝。结合数值模拟结果发现, 环境白噪声的存在有可能会抑制疾病的爆发。对于同种类型的随机 SIS 传染病模型, 文献 [44] 利用 Fokker–Plank 方程的理论知识及首通时间的方法[72-74], 研究了感染者数量的最终分布和平均感染者数量的分布, 及其相应的数学表达式。并且得到了在环境白噪声存在的情况下疾病入侵的阈值, 分析了疾病的平均持续时间和平均灭绝时间。结果表明, 环境白噪声能够引起疾病初期的增长, 即使在相应的确定性模型中, 疾病也不会入侵。Li 等[45] 同样考虑传染率系数 β 受到环境白噪声的扰动, 针对人类甲型 H1N1 流感, 建立具有非线性发生率和变人口规模的随机 SIRS 传染病模型:

$$
\begin{cases}
\mathrm{d}S(t) = \left[A - \beta S(t)G(I(t)) + \lambda R(t) - \mu_1 S(t)\right]\mathrm{d}t - \sigma S(t)G(I(t))\mathrm{d}B(t) \\
\mathrm{d}I(t) = \left[\beta S(t)G(I(t)) - (\mu_2 + \delta)I(t)\right]\mathrm{d}t + \sigma S(t)G(I(t))\mathrm{d}B(t) \\
\mathrm{d}R(t) = \left[\delta I(t) - (\mu_3 + \lambda)R(t)\right]\mathrm{d}t
\end{cases}
\tag{1-2}
$$

　　通过分析随机传染病模型 (1-2) 的动力学性质, 得到疾病灭绝及持久的充分条件。在研究疾病持久的过程中, 证明了地方病平稳分布的存在性, 并且估计了随机模型的解与确定性模型的地方病平衡点在时间均值意义下的波动幅度。基于人类甲型 H1N1 流感的实际数据, 数值模拟结果表明在确定性模型中, 由于没有考虑环境中随机因素的干扰, 在一定程度上过高地估计了决定疾病灭绝与否的阈值。Cai 等[46] 利用参数扰动的方法, 在考虑干预措施下的确定性 SIRS 模型中引入环境白噪声, 建立并研究同种类型的随机 SIRS 传染病模型。在数学方面, 根据马尔可夫半群的理论知识[75-77], 证明得到随机模型中疾病灭绝与否的阈值 R_0^S。如果噪声强度满足一定条件, 当 $R_0^S < 1$ 时, 随机模型的无病平衡点是几乎必然指数稳定的, 从而表明疾病灭绝; 当 $R_0^S > 1$ 时, 随机模型存在地方病平稳分布且该分布具有遍历性, 从而反映疾病持久。所得结论从流行病学的角度解释, 就是环境中随机因素的扰动有可能会抑制疾病的爆发。

　　另外一种在确定性模型中引入环境白噪声的随机建模方法, 是通过引入系统中某些变量的扰动, 即假设环境白噪声与系统变量正比, 从而建立并研究随机传染病动力学模型。Liu 等[54] 为了研究环境中的随机因素对 HIV/AIDS 传播的影响, 考虑系统中的变量受到环境中的随机扰动, 即假定环境白噪声正比于确定性 HIV/AIDS 模型中的变量, 建立了随机 HIV/AIDS 模型:

$$
\begin{cases}
\mathrm{d}S(t) = \left[\mu N - \mu S(t) - \sum_{j=1}^{n} \dfrac{\beta_j S(t) I_j(t)}{1 + \alpha_j I_j(t)}\right]\mathrm{d}t + \sigma_S S(t)\mathrm{d}B_S(t) \\[3mm]
\mathrm{d}I_k(t) = \left[p_k \sum_{j=1}^{n} \dfrac{\beta_j S(t) I_j(t)}{1 + \alpha_j I_j(t)} - (\mu + \gamma_k) I_k(t)\right]\mathrm{d}t + \sigma_{1,k} I_k(t)\mathrm{d}B_{1,k}(t), \quad 1 \leqslant k \leqslant n \\[3mm]
\mathrm{d}A(t) = \left[\sum_{j=1}^{n} \gamma_j I_j(t) - \delta A(t)\right]\mathrm{d}t + \sigma_A A(t)\mathrm{d}B_A(t)
\end{cases}
$$

$$\tag{1-3}$$

　　通过研究随机模型 (1-3) 的动力学性质得到, 当噪声强度很大时, 不依赖于确定性模型的基本再生数值, 在随机模型中感染阶段的病人数量都以指数衰减到零, 易感者的数量弱, 收敛到一个平稳分布, 从而疾病灭绝。当噪声强度较小且确定性模型的基本再生数不大于 1 时, 疾病同样趋于灭绝。另外, 通过构造随机 Lyapunv 函数证明得到, 当噪声强度较小且确定性模型的基本再生数大于 1 时, 随机模型存在唯一的平稳分布, 且具有遍历性, 这表明疾病将会持久存在。Zhao 等[55] 通过引入系统变量

的随机干扰, 假设环境白噪声的扰动正比于系统变量, 建立了一类随机接种模型:

$$\begin{cases} \mathrm{d}S(t) = [(1-q)A - \beta S(t)I(t) - (\mu+p)S(t) + \gamma I(t) + \varepsilon V(t)]\,\mathrm{d}t + \\ \qquad \sigma_1 S(t)\mathrm{d}B_1(t) \\ \mathrm{d}I(t) = [\beta S(t)I(t) - (\mu+\gamma+\alpha)I(t)]\,\mathrm{d}t + \sigma_2 I(t)\mathrm{d}B_2(t) \\ \mathrm{d}V(t) = [qA + pS(t) - (\mu+\varepsilon)V(t)]\,\mathrm{d}t + \sigma_3 V(t)\mathrm{d}B_3(t) \end{cases} \tag{1-4}$$

此时随机接种模型 (1-4) 不存在平凡解, 从而随机模型既不存在无病平衡点, 也不存在地方病平衡点。因此通过分析随机模型在确定性模型的无病平衡点和地方病平衡点附近的波动, 来反映疾病灭绝或者持久。通过研究随机模型解的长时间的动力学行为, 给出了疾病灭绝及在时间均值意义下持久的充分条件, 并且当噪声强度较小时, 得到了随机模型中决定疾病灭绝与否的阈值。

还有一种建立随机传染病模型的方法, 就是考虑环境中的随机因素对于确定性模型的平衡点的扰动, 通过假定环境白噪声正比于系统变量与平衡点之间的距离, 将随机因素引入确定性模型建立随机传染病模型, 并且通过研究随机模型的平衡点的随机稳定性来反映疾病的灭绝或者持久。Yu 等[59] 考虑环境白噪声对于两斑块 SIR 模型的地方病平衡点的扰动, 建立随机模型 ($k=1,2$):

$$\begin{cases} \mathrm{d}S_k(t) = \left[(1-p_k)\Lambda_k - (d_k^S+\theta_k)S_k(t) - \beta_{k1}S_k(t)I_1(t) - \beta_{k2}S_k(t)I_2(t)\right]\mathrm{d}t + \\ \qquad \sigma_{1k}(S_k(t) - S_k^*)\mathrm{d}B_{1,k}(t) \\ \mathrm{d}I_k(t) = \left[\beta_{k1}S_k(t)I_1(t) + \beta_{k2}S_k(t)I_2(t) - (d_k^I+\varepsilon_k+\gamma_k)I_k(t)\right]\mathrm{d}t + \\ \qquad \sigma_{2k}(I_k(t) - I_k^*)\mathrm{d}B_{2k}(t) \\ \mathrm{d}R_k(t) = \left[p_k\Lambda_k + \theta_k S_k(t) + \gamma_k I_k(t) - d_k^R R_k(t)\right]\mathrm{d}t + \sigma_{3k}(R_k(t) - R_k^*)\mathrm{d}B_{3k}(t) \end{cases} \tag{1-5}$$

通过构造随机 Lyapunov 函数, 得到当噪声强度较小时, 如果相应的确定性模型的基本再生数大于 1, 那么随机模型 (1-5) 的地方病平衡点是大范围随机渐近稳定的, 这表明疾病将会持久存在。并且数值模拟结果显示当噪声强度较大时, 随机模型 (1-5) 的解有可能会在有限的时间内爆破到无穷大。从而表明, 强度较小的环境白噪声使得随机模型的解, 会在确定性模型的解的附近震动。然而当噪声强度很大时, 随机模型的解的动力学性质会受到很大影响, 甚至不存在。Jovanović

等[60] 为了研究环境中的随机因素对一类特殊的能够直接感染的媒介生物性疾病传播的影响, 考虑环境白噪声对该确定性模型的平衡点的扰动, 建立随机模型:

$$
\begin{cases}
dS(t) = [b_1 - \lambda_1 S(t)I(t) - \lambda_2 S(t)V(t) - \mu_1 S(t)]\,dt + \sigma_1(S(t) - S^*)dB_1(t) \\[2mm]
dI(t) = [\lambda_1 S(t)I(t) + \lambda_2 S(t)V(t) - (\mu_1 + \gamma)I(t)]\,dt + \sigma_2(I(t) - I^*)dB_2(t) \\[2mm]
dV(t) = \left[\lambda_3\left(\dfrac{b_2}{\mu_2} - V(t)\right)I(t) - \mu_2 V(t)\right]dt + \sigma_3(V(t) - V^*)dB_3(t)
\end{cases}
$$

$$(1\text{-}6)$$

通过构造随机 Lyapunov 函数, 得到随机模型 (1-6) 平凡解是随机稳定的, 从而表明疾病持久。Jovanović 等还考虑了时滞效应和环境白噪声对媒介生物性疾病传播的共同影响, 在随机模型中引入时滞, 通过构造随机 Lyapunov 泛函, 得到了地方病平衡点的随机稳定性的充分条件。

以上介绍的随机传染病的建模都是基于环境白噪声, 即考虑环境中的连续的微小的随机因素的干扰, 下面介绍环境中的突发剧烈的随机因素的扰动对传染病动力学的影响。当环境中的噪声强度很大时, 这些随机干扰会对个体的数量产生很大的影响, 并且会破坏传染病模型的解的连续性, 因此考虑基于 Lévy 噪声建立随机传染病模型, 并研究其随机动力学性态。Zhang 等[70] 考虑确定性的 SEIR 传染病模型受到环境中突发的大幅度的随机扰动, 通过引入 Lévy 噪声来描述对系统中的变量的随机干扰。首先假设随机干扰正比于系统变量, 将 Lévy 噪声引入确定性 SEIR 模型, 建立由 Lévy 噪声驱动的随机传染病模型:

$$
\begin{cases}
dS(t) = [A - \beta S(t)I(t) - \mu S(t)]\,dt + \theta_1 S(t)dB_1(t) + \displaystyle\int_U P_1(u)S(t-)\tilde{N}(dt,du) \\[3mm]
dE(t) = [\beta S(t)I(t) - (\mu + \varepsilon)E(t)]\,dt + \theta_2 E(t)dB_2(t) + \displaystyle\int_U P_2(u)E(t-)\tilde{N}(dt,du) \\[3mm]
dI(t) = [\varepsilon E(t) - (\mu + \gamma)I(t)]\,dt + \theta_3 I(t)dB_3(t) + \displaystyle\int_U P_3(u)I(t-)\tilde{N}(dt,du) \\[3mm]
dR(t) = [\gamma I(t) - \mu R(t)]\,dt + \theta_4 R(t)dB_4(t) + \displaystyle\int_U P_4(u)R(t-)\tilde{N}(dt,du)
\end{cases}
$$

$$(1\text{-}7)$$

式中　　　　　　　　$X(t-)$——$X(t)$ 的左极限, 其中 $X = S, E, I, R$;

　　　　　　　　　　N——在 $\mathbb{R}_+ \times U$ 上的泊松随机测度;

$N(dt, du) - \pi(du)dt$ ——补偿泊松测度, $\tilde{N}(dt, du) = N(dt, du) - \pi(du)dt$,

　　　　　　　π 是 Lévy 测度且满足 $\pi(du) < \infty$ 和 $\int_U (|u|^2$

$$\wedge 1) < \infty。$$

注意: 文中特殊符号含义可参考附录。

为了使得随机模型 (1-7) 具有实际的生物意义, 首先证明随机模型存在全局唯一的正解。由于随机模型包含复杂的 Lévy 过程, 使得证明具有一定的难度。又因为随机模型不存在无病平衡点及地方病平衡点, 为了研究随机模型中疾病何时灭绝何时流行, 利用随机 Lyapunov 泛函及由 Lévy 过程驱动的随机微分方程的 Itô 公式, 分析随机模型的解在确定性模型的无病平衡点和地方病平衡点附近的波动行为, 得到疾病灭绝和持久的充分条件。其次, 考虑 Lévy 噪声对确定性模型的地方病平衡点的随机干扰, 即假设 Lévy 噪声正比于系统变量与确定性模型的地方病平衡点之间的距离, 从而建立由 Lévy 噪声驱动的随机模型:

$$
\begin{cases}
\mathrm{d}S(t) = [A - \beta S(t)G(I(t)) - \mu S(t)]\,\mathrm{d}t + \theta_1(S(t) - S^*)\mathrm{d}B_1(t) + \\
\qquad \displaystyle\int_U P_1(u)(S(t-) - S^*)\tilde{N}(\mathrm{d}t, \mathrm{d}u) \\
\mathrm{d}E(t) = [\beta S(t)I(t) - (\mu + \varepsilon)E(t)]\,\mathrm{d}t + \theta_2(E(t) - E^*)\mathrm{d}B_2(t) + \\
\qquad \displaystyle\int_U P_2(u)(E(t-) - E^*)\tilde{N}(\mathrm{d}t\mathrm{d}u) \\
\mathrm{d}I(t) = [\varepsilon E(t) - (\mu + \gamma)I(t)]\,\mathrm{d}t + \theta_3(I(t) - I^*)\mathrm{d}B_3(t) + \\
\qquad \displaystyle\int_U P_3(u)(I(t-) - I^*)\tilde{N}(\mathrm{d}t, \mathrm{d}u) \\
\mathrm{d}R(t) = [\gamma I(t) - \mu R(t)]\,\mathrm{d}t + \theta_4(R(t) - R^*)\mathrm{d}B_4(t) + \\
\qquad \displaystyle\int_U P_4(u)(R(t-) - R^*)\tilde{N}(\mathrm{d}t, \mathrm{d}u)
\end{cases}
\tag{1-8}
$$

此时地方病平衡点是随机模型 (1-8) 的平凡解, 通过构造随机 Lyapunov 函数, 证明得到地方病平衡点是随机渐近稳定的充分条件, 从而表明疾病流行。结果表明研究由 Lévy 噪声驱动的随机传染病的动力学行为, 有利于公共卫生部门制定切实有效的预防控制措施, 特别是对一些潜伏期较长的传染病。

1.3 理 论 知 识

在本节给出随机过程、随机微分方程及由 Lévy 过程驱动的随机微分方程相关的基础知识, 详细内容见参考文献 [28-35, 61-65]。

1.3.1　随机过程

假设 $(\Omega, \mathcal{F}, \{\mathcal{F}_t\}_{t\geqslant 0}, P)$ 是完备的概率空间, 其中 $\{\mathcal{F}_t\}_{t\geqslant 0}$ 满足通常条件, 即是单调递增的和右连续的, 且 $\{\mathcal{F}_0\}$ 包含所有的零测集。

定义 1.1 [28-35]　　布朗运动 $\{B(t)\}$ [其离散路径见图 1-1 (a)] 是一个随机过程且具有下列性质。

(1) 独立增量性: 对任意的 $t > s \geqslant 0$, $B(t) - B(s)$ 与 $\{\mathcal{F}_s\}$ 独立;

(2) 正态增量性: 对任意的 $t > s \geqslant 0$, $B(t) - B(s)$ 服从均值为 0, 方差为 $t - s$ 的正态分布, 即 $B(t) - B(s) \sim N(0, t-s)$;

(3) 连续路径: $B(t)$, $t \geqslant 0$, 是关于 t 的连续函数。

定义 1.2 [28-35]　　白噪声 $\{\xi(t)\}$ 是一个高斯过程且满足:

(1) $E[\xi(t)] = 0$;

(2) $E[\xi(t)\xi(s)] = \delta(t - s)$。

其中, δ 是狄拉克 δ 函数, 且 $\xi(t)$ 为布朗运动 $B(t)$ 的形式导数, 即 $\mathrm{d}B(t) = \xi(t)\mathrm{d}t$。

引理 1.1 [28-35] (Borel-Cantelli 引理)

(1) 如果 $A_k \in \mathcal{F}$ 且 $\displaystyle\sum_{k=1}^{\infty} P\{A_k\} < \infty$, 则:

$$P\left\{ \limsup_{k\to\infty} A_k \right\} = 0$$

即存在一个集合 $\Omega_0 \in \mathcal{F}$ 且满足 $P\{\Omega_0\} = 1$, 以及一整值随机变量 k_0 使得对任意的 $\omega \in \Omega_0$, 当 $k \geqslant k_0(\omega)$ 时, 有 $\omega \notin A_k$。

(2) 如果序列 $\{A_k\} \in \mathcal{F}$ 是独立的且 $\displaystyle\sum_{k=1}^{\infty} P\{A_k\} = \infty$, 则:

$$P\left\{ \limsup_{k\to\infty} A_k \right\} = 1$$

即存在一个集合 $\Omega_\theta \in \mathcal{F}$ 且满足 $P\{\Omega_\theta\} = 1$, 对任意的 $\omega \in \Omega_0$, 都存在一个子序列 $\{A_{k_i}\}$ 使得 ω 属于每个 A_{k_i}。

定义 1.3 [28-35]　　称定义在概率空间 $(\Omega, \mathcal{F}, \{\mathcal{F}_t\}_{t\geqslant 0}, P)$ 上的 $\mathcal{F}_t$- 适应过程 $\{M_t\}_{t\geqslant 0}$ 为鞅, 如果 $E[\|M_t\|] < \infty$, 且对所有的 $0 \leqslant s < t < \infty$, 有 $E(M_t|\mathcal{F}_s) = M_s$。

定理 1.1 [28-35] (强大数定律) 设 $M = \{M_t\}_{t\geqslant 0}$ 是实值连续的局部鞅, 且满足 $M_0 = 0$, 则:

$$\lim_{t\to\infty} <M,M>_t = \infty\,\text{a.s.} \Rightarrow \lim_{t\to\infty} \frac{M_t}{<M,M>_t} = 0 \text{ a.s.}$$

$$\limsup_{t\to\infty} \frac{<M,M>_t}{t} < \infty\,\text{a.s.} \Rightarrow \lim_{t\to\infty} \frac{M_t}{t} = 0 \text{ a.s.}$$

如果 $A = \{A_t\}_{t\geqslant 0}$ 是一个连续适应的递增过程, 且满足:

$$\lim_{t\to\infty} A_t = \infty \qquad \int_0^\infty \frac{d<M,M>_t}{(1+A_t)^2} < \infty \text{ a.s.}$$

则
$$\limsup_{t\to\infty} \frac{M_t}{A_t} = 0 \text{ a.s.}$$

定义 1.4 [61-65] 设 $\{L(t)\}$ 是定义在概率空间 $(\Omega, \mathcal{F}, \{\mathcal{F}_t\}_{t\geqslant 0}, P)$ 上的随机过程, 称 $\{L(t)\}$ 是 Lévy 过程 [其离散路径见图 1-1 (b)], 如果满足:

(1) $L(0) = 0$ a.s.;

(2) $L(t)$ 具有独立平稳增量;

(3) $L(t)$ 是随机连续的, 即对所有的 $a > 0$ 和 $s \geqslant 0$ 满足。

$$\lim_{t\to s} P\Big\{|L(t) - L(s)| > a\Big\} = 0$$

定理 1.2 [61-65] (Lévy–Itô 分解) 若 $\{L(t)\}$ 是 Lévy 过程, 则存在 $b \in \mathbb{R}^d$, 协方差矩阵为 A 的布朗运动 $B_A(t)$ 和定义在 $\mathbb{R}^+ \times (\mathbb{R}^d - \{0\})$ 上的独立的泊松随机测度 N 使得, 对任意的 $t \geqslant 0$, 有:

$$L(t) = bt + B_A(t) + \int_{|x|<1} x\tilde{N}(t, \mathrm{d}x) + \int_{|x|\geqslant 1} xN(t, \mathrm{d}x)$$

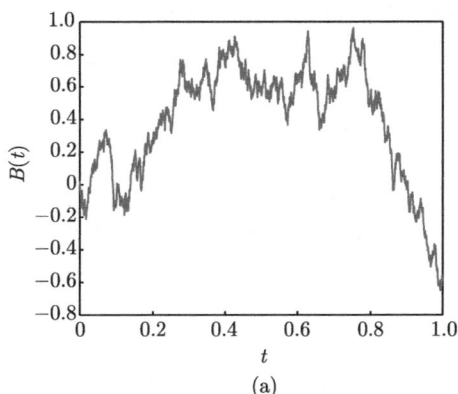

(a)

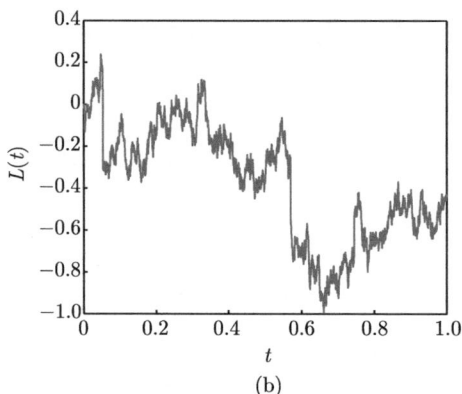

图 1-1　布朗运动 $B(t)$ 和 Lévy 过程 $L(t)$ 离散路径的示意图

(a) $B(t)$; (b) $L(t)$

1.3.2　随机微分方程

记 $B(t) = (B_1(t), \cdots, B_m(t))^{\mathrm{T}}$ $(t \geqslant 0)$ 是定义在上述概率空间上的 m 维标准布朗运动。取初始时刻为 t_0, 设 $f : \mathbb{R}^d \times [t_0, T] \to \mathbb{R}^d$ 和 $g : \mathbb{R}^d \times [t_0, T] \to \mathbb{R}^{d \times m}$ 都是 Borel 可测函数。考虑初始值为 $x(t_0) = x_0 \in \mathbb{R}^d$ 的 d 维随机微分方程[28-35]为:

$$\mathrm{d}x(t) = f(x(t), t)\mathrm{d}t + g(x(t), t)\mathrm{d}B(t), \ t \geqslant t_0 \tag{1-9}$$

定理 1.3 [28-35]　　如果函数 f 和 g 满足局部 Lipschitz 条件, 即存在 $C_k > 0$, $k = 1, 2, \cdots$, 使得对任意的 $|x| \vee |y| \leqslant k$, 满足:

$$|f(x, t) - f(y, t)|^2 \vee |g(x, t) - g(y, t)|^2 \leqslant C_k |x - y|^2$$

则随机微分方程(1-9) 存在唯一的局部解 $x(t)$ $(t \in [0, \tau_e))$, 其中 τ_e 是爆破时间。

定理 1.4 [28-35] (解的存在唯一性定理)　　如果存在正常数 C 和 D 使得函数 f 和 g 满足

(1) Lipschitz 条件:

$$|f(x, t) - f(y, t)|^2 \vee |g(x, t) - g(y, t)|^2 \leqslant C|x - y|^2$$

(2) 线性增长条件:

$$|f(x, t)|^2 \vee |g(x, t)|^2 \leqslant D(1 + |x|^2)$$

则随机微分方程(1-9) 存在唯一的全局解 $x(t)$, 且对任意的 $p > 0$, 有

$$E\left[\sup_{t_0 \leqslant s \leqslant T} |x(s)|^p\right] < \infty$$

定理 1.5 [28-35] 设 $x(t)$ 是随机微分方程(1-9) 的解, 取函数 $V \in C^{2,1}(\mathbb{R}^d \times \mathbb{R}_+; \mathbb{R})$, 则具有随机微分方程:

$$\mathrm{d}\left[V(x(t), t)\right] = \left(V_t(x,t) + V_x(x,t)f(x,t) + \frac{1}{2}\mathrm{trace}[g^{\mathrm{T}}(x,t)V_{xx}(x,t)g(x,t)]\right)\mathrm{d}t +$$

$$V_x(x(t),t)g(x(t),t)\mathrm{d}B(t) \text{ a.s.}$$

$$(1\text{-}10)$$

式 (1-10) 称为伊藤公式。

定义随机微分方程(1-9) 的微分算子 L 为:

$$L = \frac{\partial}{\partial t} + \sum_{i=1}^{d} f_i(x,t)\frac{\partial}{\partial x_i} + \frac{1}{2}\sum_{i,j=1}^{d}[g^{\mathrm{T}}(x,t)g(x,t)]_{ij}\frac{\partial^2}{\partial x_i \partial x_j}$$

定义 1.5 [28-35] 如果

$$f(0,t) = 0, g(0,t) = 0, \forall t \geqslant t_0$$

则称 $x(t) = 0$ 为随机微分方程(1-9) 满足初值 $x(t_0) = 0$ 的平凡解或平衡点。

定义 1.6 [28-35]

(1) 称随机微分方程(1-9) 的平凡解是几乎必然指数稳定的, 如果对任意的初始值 $x_0 \in \mathbb{R}^d$, 满足:

$$\limsup_{t \to \infty} \frac{1}{t}\log|x(t;t_0,x_0)| < 0 \text{ a.s.}$$

(2) 随机微分方程(1-9) 的平凡解是随机稳定 (或者以概率稳定) 的, 如果对任意的 $\varepsilon \in (0,1)$ 和 $r > 0$, 存在 $\delta = \delta(\varepsilon, r, t_0)$, 使得当 $|x_0| < \delta$ 时满足:

$$P\left\{|x(t;t_0,x_0)| < r, \forall t \geqslant t_0\right\} \geqslant 1 - \varepsilon$$

(3) 随机微分方程(1-9) 的平凡解是 p 阶矩指数稳定的, 如果存在正常数 λ 和 C, 使得:

$$E|x(t;t_0,x_0)|^p \leqslant C|x_0|^p \mathrm{e}^{-\lambda(t-t_0)}$$

当 $p = 2$ 时, 则随机微分方程(1-9) 的平凡解是均方指数稳定的。

(4) 随机微分方程(1-9) 的平凡解是 p 阶矩渐近稳定的, 如果:

$$\lim_{t \to \infty} E|x(t)|^p = 0$$

当 $p = 2$ 时, 则随机微分方程(1-9) 的平凡解是均方渐近稳定的。

定理 1.6 [28-35]　　如果存在正定函数 $V(x,t) \in C^{2,1}(S_h \times [t_0, \infty); \mathbb{R}_+)$, 其中 $S_h = \{x \in \mathbb{R}^d : |x| < h\}$, 使得:

$$LV(x,t) \leqslant 0$$

则随机微分方程(1-9) 的平凡解是随机稳定 (或者以概率稳定) 的。

定理 1.7 [28-35] (指数鞅不等式)　　设 T, α, β 为任意正常数, 则:

$$P\left\{ \sup_{0 \leqslant t \leqslant T} \left[\int_0^t g(s)\mathrm{d}B(s) - \frac{\alpha}{2} \int_0^t |g(s)|^2 \mathrm{d}s \right] > \beta \right\} \leqslant \mathrm{e}^{-\alpha\beta}$$

定理 1.8 [28-35] (Burkholder–Davis–Gundy 不等式)　　对任意的 $t \geqslant 0$, 记:

$$x(t) = \int_0^t g(s)\mathrm{d}B(s), A(t) = \int_0^t |g(s)|^2 \mathrm{d}s$$

则对任意的 $p > 0$, 存在依赖于 p 的正常数 c_p, C_p, 使得:

$$c_p E|A(t)|^{\frac{p}{2}} \leqslant E\left[\sup_{0 \leqslant s \leqslant t} |x(s)|^p \right] \leqslant C_p E|A(t)|^{\frac{p}{2}}$$

且有

$$\begin{cases} c_p = (p/2)^p, C_p = (32/p)^{p/2}, & 0 < p < 2 \\ c_p = 1, C_p = 4, & p = 2 \\ c_p = (2p)^{-p/2}, C_p = [p^{p+1}/2(p-1)^{p-1}]^{p/2}, & p > 2 \end{cases}$$

引理 1.2[78-79]　　假设存在一个有界区域 $U \subset E_l$, 且该区域 U 具有正则边界 Γ, 若该区域 U 满足如下性质。

(1) 在区域 U 及其一些邻域内, 扩散矩阵 $A(x) = g^{\mathrm{T}}(x)g(x) = (a_{ij}(x))$ 的最小的特征值是非零的, 这里考虑自治的随机微分方程。

(2) 当 $x \in E_l \setminus U$ 时, 任一路径从 x 出发到达集合 U 的平均时间 τ 是有限的, 且对任意紧子集 $K \subset E_l$, 都有 $\sup_{x \in K} E_x \tau < \infty$ 成立. 则自治的马尔可夫过程 $X(t)$ 存在唯一的平稳分布 $\mu(\cdot)$, 从而对任意的博雷尔集 $B \subset E_l$ 满足:

$$\lim_{t \to \infty} P(t, x, B) = \mu(B)$$

$$P_x \left\{ \lim_{T \to \infty} \frac{1}{T} \int_0^T m(x(t)) \mathrm{d}t = \int_{E_l} m(x) \mu(\mathrm{d}x) \right\} = 1$$

对任意的 $x \in E_l$, 其中 $m(\cdot)$ 是关于概率测度 μ 的可积函数.

设 $f : \mathbb{R}^d \to \mathbb{R}^d$, $g : \mathbb{R}^d \to \mathbb{R}^{d \times m}$ 和 $H : \mathbb{R}^d \times \mathbb{R}^d \to \mathbb{R}^d$ 都是 Borel 可测函数, N 是定义在 $\mathbb{R}^+ \times (\mathbb{R}^d - 0)$ 上的 $\mathcal{F}_t$- 适应的独立的泊松随机变量, $\tilde{N}(\mathrm{d}t, \mathrm{d}y) = N(\mathrm{d}t, \mathrm{d}y) - \nu(\mathrm{d}y)\mathrm{d}t$ 是其补偿泊松测度, ν 是 Lévy 测度且满足 $\int_{\mathbb{R}^d - 0}(1 \wedge |y|^2)\nu(\mathrm{d}y) < \infty$. 带有小的跳跃的 Lévy 过程驱动的随机微分方程[61-65] 为:

$$\mathrm{d}x(t) = f(x(t-))\mathrm{d}t + g(x(t-))\mathrm{d}B(t) + \int_{|y|<c} H(x(t-), y)\tilde{N}(\mathrm{d}t, \mathrm{d}y) \quad t \geqslant t_0$$

$$(1\text{-}11)$$

式中 $x(t-)$——$x(t)$ 的左极限;

$c > 0$——最大跳跃幅度.

定义 1.7 [61-65] 如果

$$f(0) = 0, g(0) = 0, H(0, y) = 0, \forall |y| < c, t \geqslant t_0$$

则 $x(t) = 0$ 为随机微分方程(1-11) 满足初值 $x(t_0) = 0$ 的平凡解或平衡点.

对任意的 $x, y \in \mathbb{R}^d$, 记 $d \times d$ 矩阵 $a(x, y) = g(x)g(y)^{\mathrm{T}}$, 其矩阵范数为 $\| a \| = \sum_{i=1}^d |a_{ii}|$.

定理 1.9 [61-65] (解的存在唯一性定理) 如果存在正常数 K_1, 对任意的 $z_1, z_2 \in \mathbb{R}^d$ 使得函数 f, g, H 满足如下.

(1) Lipschitz 条件:

$$|f(z_1) - f(z_2)|^2 + \| a(z_1, z_1) - 2a(z_1, z_2) + a(z_2, z_2) \| +$$

$$\int_{|y|<c} |H(z_1, y) - H(z_2, y)|^2 \nu(\mathrm{d}y) \leqslant K_1 |z_1 - z_2|^2 \qquad (1\text{-}12)$$

(2) 增长条件:

$$|f(z_1)|^2 + \| a(z_1, z_1) \| + \int_{|y|<c} |H(z_1, y)|^2 \nu(\mathrm{d}y) \leqslant K_2(1 + |z_1|^2) \qquad (1\text{-}13)$$

其中 $\| a(z_1, z_1) - 2a(z_1, z_2) + a(z_2, z_2) \| = \sum_{ij}[g_{ij}(z_1) - g_{ij}(z_2)]^2$, 则随机微分方程 (1-13) 存在唯一的全局解 $x(t)$, 且该解是适应的和左极右连的。

引理 1.3 [61-65] (Kunita 估计) 对任意的 $p \geqslant 2$, 存在依赖于 p 的值 $C(p, t)$, 使得对任意的 $t \geqslant t_0$ 满足:

$$E\Big[\sup_{t_0 \leqslant s \leqslant t} |x(s)|^p \Big] \leqslant C(p, t)\Big\{ |x_0|^p + E\Big[\int_{t_0}^t |f(x(r-))|^p \mathrm{d}r \Big] +$$

$$E\Big[\int_{t_0}^t \| g(x(r-)) \|^p \mathrm{d}r \Big] +$$

$$E\Big[\int_{t_0}^t \Big(\int_{|y|<c} |H(x(r-), y)|^2 \nu(\mathrm{d}y) \Big)^{\frac{p}{2}} \mathrm{d}r \Big] +$$

$$E\Big[\int_{t_0}^t \int_{|y|<c} |H(x(r-), y)|^p \nu(\mathrm{d}y) \mathrm{d}r \Big] \Big\}$$

定理 1.10 [61-65] (指数鞅不等式) 设 T, α, β 为任意正常数, 则:

$$P\Big\{ \sup_{0 \leqslant t \leqslant T} \Big[\int_0^t g(s)\mathrm{d}B(s) - \frac{\alpha}{2} \int_0^t |g(s)|^2 \mathrm{d}s + \int_0^t \int_{|y|<c} H(s, y)\tilde{N}(\mathrm{d}s, \mathrm{d}y) -$$

$$\frac{1}{\alpha} \int_0^t \int_{|y|<c} [\exp(\alpha H(s, y) - 1 - \alpha H(s, y))]\nu(\mathrm{d}y)\mathrm{d}s \Big] > \beta \Big\} \leqslant \mathrm{e}^{-\alpha\beta}$$

对于任意的函数 $V \in C^2(\mathbb{R}^d; \mathbb{R})$, 定义由 Lévy 过程驱动的随机微分方程 (1-13) 关于函数 V 的微分算子 $L : C^2(\mathbb{R}^d) \to C(\mathbb{R}^d)$ 为:

$$(LV)(x) = f_i(x)(\partial_i V)(x) + \frac{1}{2}[g(x)g(x)^{\mathrm{T}}]_{ik}(\partial_i \partial_k V)(x) +$$

$$\int_{|y|<c} [V(x + H(x, y)) - V(x) - H_i(x, y)(\partial_i V)(x)]\nu(\mathrm{d}y)$$

定理 1.11 [61-65] (伊藤公式) 设 $x(t)$ 是随机微分方程 (1-13) 的解, 对任意的

函数 $V \in C^2(\mathbb{R}^d; \mathbb{R})$, 有:

$$\mathrm{d}[V(x(t))] = (LV)(x(t))\mathrm{d}t + V_x(x(t))g(x(t))\mathrm{d}B(t)+$$

$$\int_{|y|<c} [V(x + H(x, y)) - V(x)]\tilde{N}(\mathrm{d}t, \mathrm{d}x) \text{ a.s.}$$

1.4 本书内容

本书主要考虑现实环境中的随机因素对疾病传播的影响, 比如突变的天气、温度、湿度等一些连续微弱的随机干扰可以用高斯白噪声进行描述; 另外如火山、地震、海啸、飓风等一些突发的剧烈大规模的自然灾害所引起的随机干扰, 可以用 Lévy 噪声来刻画。于是可以分别考虑环境白噪声对具有饱和发生率的确定性的 SIS 传染病模型、具有后向分支的接种模型的扰动, 并且考虑环境中大幅度的随机波动, 分析 Lévy 噪声对确定性的多菌株 SIS 传染病模型的影响。根据参数扰动及引入系统中变量扰动的方法, 基于随机微分方程的理论知识, 建立随机传染病模型, 并分析其随机动力学性态。通过分析其随机动力学行为, 得到随机模型中疾病灭绝或持久的充分条件。并且将随机模型与确定性模型从理论分析和数值模拟上所得到的结果进行比较, 定量及定性的分析环境中随机因素的干扰对疾病传播及发展趋势的影响。利用随机传染病模型的理论结果并结合实际情况, 以期为公共卫生部门及时制定切实有效的预防控制措施提供理论依据和科学指导。

第 2 章 具有饱和发生率的随机 SIS 传染病模型

2.1 概　　述

正如第 1 章中所述,利用数学的理论知识和数值计算方法建立传染病模型,并通过对其动力学性质进行定性以及定量的分析, 能够很好地提高人们对疾病传播过程的认识,为公共卫生部门制定切实有效的预防控制措施,提供理论依据和科学指导, 从而达到减少疾病传播的目的。关于传染病动力学性态的研究, 1927 年 Kermack 和 McKendrick 共同建立 SIR 传染病模型就已经开始。并且传染病模型大多数是基于常微分方程、时滞方程、偏微分方程等, 建立确定性模型[80-84]。最基本的确定性传染病动力学模型根据疾病是否具有潜伏期可以分为以下几类:

(1) 无疾病潜伏期, 包括 SI 模型、SIS 模型、SIR 模型、SIRS 模型;

(2) 有疾病潜伏期, 即易感者在被感染成为染病者之前有一段病菌潜伏期, 包括 SEIR 模型、SEIRS 模型等。

其中经典的 SIS 类型的传染病模型[85-87] 常常被用来研究一些没有免疫力的传染病, 即康复的病人可以马上再次被感染, 如淋病等的动力学行为。

另外, 发生率函数描述了单位时间内新感染者的数量, 从而在传染病动力学模型的建立与研究中起着关键的作用[88-90]。目前大部分的传染病模型采用的是双线性或标准发生率[91], 但是在疾病实际的传播过程中, 当感染者的数量增大到一定的程度时, 易感者有可能会改变他们的行为习惯, 比如勤洗手、戴口罩、减少外出等[92-93]; 或者相关部门会采取控制措施, 比如接种、隔离等, 这些变化对疾病的传播会产生一定的抑制作用。由于饱和发生率是介于双线性发生率与标准发生率之间的, 饱和发生率能够更好地描述这些现象[94], 从而考虑饱和发生率建立的传染病模型不但能够更好地刻画疾病在实际中的传播情况, 而且还能够出现比较丰

富的动力学性态。具有饱和发生率的确定性 SIS 传染病模型为:

$$\begin{cases} \dfrac{\mathrm{d}S(t)}{\mathrm{d}t} = \mu N - \dfrac{\beta S(t)I(t)}{1+hI(t)} + \gamma I(t) - \mu S(t) \\[3mm] \dfrac{\mathrm{d}I(t)}{\mathrm{d}t} = \dfrac{\beta S(t)I(t)}{1+hI(t)} - (\mu+\gamma)I(t) \end{cases} \tag{2-1}$$

式中　$S(t),\ I(t)$ ——易感者类和感染者类在 t 时刻的数量;

$N = S(t) + I(t)$ ——总人口在 t 时刻的数量;

$\dfrac{\beta S(t)I(t)}{1+hI(t)}$ ——饱和发生率[95-96];

$\beta I(t)$ ——疾病的传染力;

β ——传染率系数;

$\dfrac{1}{1+hI(t)}$ ——由于易感者的行为改变或相关部门控制措施的实施, 或者感染者数量增加到一定程度产生的拥挤效应所引起的抑制作用;

h ——半饱和系数[97-99];

μ ——死亡率, 在这里假设死亡率与出生率相同;

γ ——恢复率, 且假设这些参数都是正的。

　　确定性模型 (2-1) 的动力学性质已经在很多文献中研究, 为了接下来与随机 SIS 模型的动力学性质进行比较, 这里给出确定性模型(2-1) 的主要研究结果, 确定性模型(2-1) 始终存在无病平衡点, 即:

$$E_0 = (S_0, I_0) = (N, 0)$$

　　根据再生矩阵的方法 [50], 得到确定性模型(2-1) 的基本再生数为:

$$R_0^d = \frac{\beta N}{\mu+\gamma}$$

式中, R_0^d 是决定疾病灭绝或者持久的阈值, 即当 $R_0^d \leqslant 1$ 时, 无病平衡点 E_0 是全局渐近稳定的; 当 $R_0^d > 1$ 时, 无病平衡点 E_0 是不稳定的。确定性模型(2-1) 存在唯一的地方病平衡点, 其为:

$$E^* = (S^*, I^*) = \left(\frac{(1+hN)(\mu+\gamma)}{\beta+h(\mu+\gamma)}, \frac{\beta N-(\mu+\gamma)}{\beta+h(\mu+\gamma)} \right)$$

且是全局渐近稳定的。

但是在生活中, 突变的温度、极端的天气等一些不可避免的随机因素, 都会对疾病的传播产生一定程度的影响。因此, 在传染病的建模过程中, 如何考虑这些环境噪声的干扰, 已经成为许多学者所关心的问题[100-103]。目前为止, 大部分随机传染病模型的建立是通过考虑传染病模型中的一些关键性的参数 (如传染率系数、死亡率等), 受到环境中随机因素的扰动, 将环境噪声引入确定性模型, 建立随机传染病模型。再利用随机微分方程的理论知识[28, 30] 、Euler–Maruyama (EM) 或 Milstein [104] 数值计算方法, 对其随机动力学性态进行理论和数值分析。鉴于此, 本章将考虑确定性模型式(2-1) 的传染率系数受到环境噪声的干扰, 建立随机传染病模型, 进而分析其随机动力学性质, 分析随机模型中疾病灭绝或者持久的情况。

2.2　随机模型的建立

考虑传染率系数 β 受到环境白噪声的扰动, 即:

$$\beta \to \beta + \sigma \mathrm{d}W(t)$$

其中, $W(t)$ 是标准的布朗运动, 且具有初值 $W(0) = 0$; $\sigma > 0$ 是噪声强度。从而建立具有饱和发生率的随机传染病模型:

$$\begin{cases} \mathrm{d}S(t) = \left(\mu N - \dfrac{\beta S(t)I(t)}{1 + hI(t)} + \gamma I(t) - \mu S(t)\right) \mathrm{d}t - \dfrac{\sigma S(t)I(t)}{1 + hI(t)}\mathrm{d}W(t) \\ \mathrm{d}I(t) = \left[\dfrac{\beta S(t)I(t)}{1 + hI(t)} - (\mu + \gamma)I(t)\right] \mathrm{d}t + \dfrac{\sigma S(t)I(t)}{1 + hI(t)}\mathrm{d}W(t) \end{cases} \tag{2-2}$$

将方程式(2-2) 中前两个方程相加可知, 总人口 $N = S(t) + I(t)$ 是一个正常数, 根据 $S(t) = N - I(t)$ 可以将模型进行降维。因此, 在接下来的分析中, 只需考虑的随机模型为:

$$\mathrm{d}I(t) = \left[\frac{\beta(N - I(t))I(t)}{1 + hI(t)} - (\mu + \gamma)I(t)\right] \mathrm{d}t + \frac{\sigma(N - I(t))I(t)}{1 + hI(t)}\mathrm{d}W(t) \tag{2-3}$$

2.3　正解的存在唯一性

分析具有饱和发生率的随机 SIS 传染病模型(2-3) 的动力学性质, 首先关心的问题是随机模型(2-3) 是否存在全局正解。由于 $I(t)$ 表示 t 时刻感染者的数量, 为了使得随机模型(2-3) 具有实际的生物意义, 需要进一步考虑随机模型(2-3) 的解

是否满足 $I(t) \in (0, N)$, 即任意从区域 $(0, N)$ 出发的解始终在 $(0, N)$ 中。因此在这一部分, 利用随机 Lyapunov 函数的分析方法, 证明随机模型(2-3) 存在唯一的全局正解, 且该解始终存在于区域 $(0, N)$ 中。

定理 2.1 对任意给定的初始值 $I(0) = I_0 \in (0, N)$, 随机系统(2-3) 存在唯一的全局正解 $I(t)$ $(t \geq 0)$, 且该解 $I(t)$ 以概率 1 满足 $I(t) \in (0, N)$, 即:

$$P\left\{I(t) \in (0, N), \forall t \geq 0\right\} = 1$$

证明 由于随机系统(2-3) 右端的漂移项系数和扩散项系数是局部 Lipschitz 连续的, 则对任意给定的初始值 $I(0) = I_0 \in (0, N)$, 随机系统(2-3)存在唯一的局部解 $I(t)$ $(t \in [0, \tau_e))$, 其中 τ_e 是爆破时间[30]。为了证明该解 $I(t)$ 是全局的, 只需要证明爆破时间 $\tau_e = \infty$ 几乎必然成立。取 m_0 充分大 $(m_0 > 0)$, 使得初始值 I_0 满足 $\frac{1}{m_0} < I_0 < N - \frac{1}{m_0}$。对任意正整数 $m \geq m_0$, 定义停时

$$\tau_m = \inf\left\{t \in [0, \tau_e) : I(t) \notin \left(\frac{1}{m}, N - \frac{1}{m}\right)\right\}$$

其中令 $\inf \varnothing = \infty(\varnothing$ 表示空集), 且 τ_m 关于 m 是单调递增的, 记 $\tau_\infty = \lim_{m \to \infty} \tau_m$, 则 $\tau_\infty \leq \tau_e$ 几乎必然成立。如果可以证明得到 $\tau_\infty = \infty$, 则对任意的 $t \geq 0$, 则 $\tau_e = \infty$ 和 $I(t) \in (0, N)$ 几乎必然成立。换句话说, 为了完成定理的证明, 接下来只需要证明 $\tau_\infty = \infty$ 几乎必然成立。利用反证法, 如若不然, 则存在一组正常数 $T > 0$ 和 $\varepsilon \in (0, 1)$, 使得:

$$P\{\tau_\infty \leq T\} > \varepsilon$$

因此, 存在一个正整数 $m_1 \geq m_0$, 使得:

$$P\{\tau_m \leq T\} \geq \varepsilon, \forall m \geq m_1 \tag{2-4}$$

构造 C^2- 函数 $V : (0, N) \to \mathbb{R}_+$,

$$V(x) = \frac{1}{x} + \frac{1}{N - x}$$

显然函数 $V(x)$ 是非负定的。根据伊藤公式 (见定理 1.11) 得:

$$dV(x) = \left[-\frac{1}{x^2} + \frac{1}{(N - x)^2}\right] dx + \left[\frac{1}{x^3} + \frac{1}{(N - x)^3}\right] (dx)^2$$

$$= LV(x)\mathrm{d}t + \left[-\frac{\sigma(N-x)}{x(1+hx)} + \frac{\sigma x}{(N-x)(1+hx)}\right]\mathrm{d}W(t) \tag{2-5}$$

其中 $LV : (0, N) \to \mathbb{R}$ 可以表示为:

$$LV = \left[-\frac{1}{x^2} + \frac{1}{(N-x)^2}\right]\left[\frac{\beta(N-x)x}{1+hx} - (\mu+\gamma)x\right] +$$

$$\left[\frac{1}{x^3} + \frac{1}{(N-x)^3}\right]\frac{\sigma^2(N-x)^2x^2}{(1+hx)^2}$$

$$= -\frac{\beta(N-x)}{x(1+hx)} + \frac{\mu+\gamma}{x} + \frac{\beta x}{(N-x)(1+hx)} + \frac{\sigma^2(N-x)^2}{x(1+hx)^2} +$$

$$\frac{\sigma^2 x^2}{(N-x)(1+hx)^2} - \frac{(\mu+\gamma)x}{(N-x)^2}$$

将 LV 进行放大可得:

$$LV \leqslant \frac{\mu+\gamma}{x} + \frac{\beta x}{(N-x)(1+hx)} + \frac{\sigma^2(N-x)^2}{x(1+hx)^2} + \frac{\sigma^2 x^2}{(N-x)(1+hx)^2}$$

$$\leqslant \frac{1}{x}(\mu+\gamma+\sigma^2 N^2) + \frac{1}{N-x}\left(\frac{\beta}{h} + \frac{\sigma^2}{h^2}\right)$$

$$\leqslant CV(x)$$

式中, $C = (\mu+\gamma+\sigma^2 N^2) \vee \left(\frac{\beta}{h} + \frac{\sigma^2}{h^2}\right)$。

对等式(2-5) 从 0 到 $\tau_m \wedge t$ 进行积分, 可得:

$$\int_0^{\tau_m \wedge t} \mathrm{d}\big(V(I(s))\big)$$

$$= \int_0^{\tau_m \wedge t} LV(I(s))\mathrm{d}s + \int_0^{\tau_m \wedge t}\left[\frac{\sigma(N-I(s))}{I(s)(1+hI(s))} + \frac{\sigma I(s)}{(N-I(s))(1+hI(s))}\right]\mathrm{d}W(s)$$

$$\leqslant \int_0^{\tau_m \wedge t} CV(I(s))\mathrm{d}s + \int_0^{\tau_m \wedge t}\left[\frac{\sigma(N-I(s))}{I(s)(1+hI(s))} + \frac{\sigma I(s)}{(N-I(s))(1+hI(s))}\right]\mathrm{d}W(s) \tag{2-6}$$

在不等式(2-6)两端取期望得到:

$$EV(I(\tau_m \wedge t)) \leqslant V(I_0) + CE\int_0^{\tau_m \wedge t} V(I(s))\mathrm{d}s \leqslant V(I_0) + C\int_0^t EV(I(\tau_m \wedge s))\mathrm{d}s \tag{2-7}$$

根据 Gronwall 不等式可得:

$$EV(I(\tau_m \wedge T)) \leqslant V(I_0)e^{CT} \tag{2-8}$$

于是对所有的 $m \geqslant m_1$, 定义 $\Omega_m = \{\tau_m \leqslant T\}$, 则由 (2-4) 得到 $P(\Omega_m) \geqslant \varepsilon$, 且对任意的 $\omega \in \Omega_m$, 有 $I(\tau_m, \omega)$, 其等于 $\frac{1}{m}$ 或 $N - \frac{1}{m}$。因此

$$V(I(\tau_m, \omega)) \geqslant m$$

根据式(2-4)和式(2-8), 式 (2-9) 成立, 即:

$$V(I_0)e^{CT} \geqslant E\left[1_{\Omega_m(\omega)}V(I(\tau_m, \omega))\right] \geqslant \varepsilon m \tag{2-9}$$

式中, $1_{\Omega_m(\omega)}$ 是 Ω_m 的示性函数。令 $m \to \infty$, 则导出矛盾:

$$\infty > V(I_0)e^{CT} = \infty$$

所以 $\tau_\infty = \infty$ 几乎必然成立, 从而定理 2.1 得证。

2.4 无病平衡点的随机稳定性分析

根据随机微分方程的平凡解的定义[29-30], 发现确定性模型(2-1) 的无病平衡点 E_0 依然是随机模型(2-3) 的平凡解。在确定性模型(2-1) 中, 当 $R_0^d \leqslant 1$ 时, 无病平衡点 E_0 是全局渐近稳定的, 从而表明疾病将会在一段时间以后灭绝。为了分析随机系统(2-3) 中疾病灭绝的条件, 可以从研究无病平衡点 E_0 的随机稳定性入手, 分别考虑几乎必然指数稳定性和 p 阶矩指数稳定性。同样地, 无病平衡点 E_0 的随机稳定性在一定程度上能够反映随机模型(2-3) 中疾病灭绝的情况。

2.4.1 无病平衡点的几乎必然指数稳定性

首先, 给出无病平衡点 E_0 的几乎必然指数稳定性的定理。

定理 2.2 对任意给定的初始值 $I(0) = I_0 \in (0, N)$, 记 $I(t)$ 是随机模型(2-3)的解, 则随机模型(2-3)的无病平衡点 E_0 是几乎必然指数稳定的, 如果条件 (1) 和条件 (2) 中有一个成立。

(1) $\quad R_{01}^s = \dfrac{\beta N}{\mu + \gamma} - \dfrac{\sigma^2 N^2}{2(\mu + \gamma)(1 + hN)^2} = R_0^d - \dfrac{\sigma^2 N^2}{2(\mu + \gamma)(1 + hN)^2} < 1,$

$$\sigma^2 \leqslant \frac{\beta(1 + hN)^2}{N}$$

(2)
$$\sigma^2 > \frac{\beta(1+hN)^2}{N} \vee \frac{\beta^2(1+hN)^2}{2(\mu+\gamma)}$$

从而, 随机模型(2-3)的解 $I(t)$ 满足:

$$\begin{cases} \limsup\limits_{t\to\infty} \dfrac{\log(I(t))}{t} \leqslant \beta N - \mu - \gamma - \dfrac{\sigma^2 N^2}{2(1+hN)^2} < 0 \ \text{a.s.,} \ \text{若条件 (1) 成立;} \\[3mm] \limsup\limits_{t\to\infty} \dfrac{\log(I(t))}{t} \leqslant \dfrac{\beta^2(1+hN)^2}{2\sigma^2} - \mu - \gamma < 0 \ \text{a.s.,} \ \text{若条件 (2) 成立;} \end{cases}$$

即 $I(t)$ 几乎必然以指数趋于零, 也就是说, 疾病将会以概率 1 灭绝。

证明　根据 Itô 公式可得:

$$d\big(\log(I(t))\big) = F(I(t))dt + \frac{\sigma(N-I(t))}{1+hI(t)}dW(t) \tag{2-10}$$

其中 $F(I(t)) = \dfrac{\beta(N-I(t))}{1+hI(t)} - \mu - \gamma - \dfrac{\sigma^2(N-I(t))^2}{2(1+hI(t))^2}$。 将等式(2-10)从 0 到 t 进行积分, 得到:

$$\log(I(t)) = \log(I_0) + \int_0^t F(I(s))ds + M(t) \tag{2-11}$$

其中 $M(t) = \displaystyle\int_0^t \frac{\sigma(N-I(s))}{1+hI(s)}dW(s)$, 另外

$$\begin{aligned} F(I(s)) \leqslant & \beta N - \beta I(s) - \mu - \gamma - \frac{\sigma^2(N-I(s))^2}{2(1+hN)^2} \\ = & \beta N - \mu - \gamma - \frac{\sigma^2 N^2}{2(1+hN)^2} - \left(\beta - \frac{\sigma^2 N}{(1+hN)^2}\right) I(s) - \frac{\sigma^2}{2(1+hN)^2} I(s)^2 \\ = & G(I(s)) \end{aligned}$$

如果定理 2.2 条件 (1) 成立, 则有 $G(I(s)) \leqslant \beta N - \mu - \gamma - \dfrac{\sigma^2 N^2}{2(1+hN)^2}$, 从而等式(2-11)可以转化为:

$$\log(I(t)) \leqslant \log(I_0) + \left[\beta N - \mu - \gamma - \frac{\sigma^2 N^2}{2(1+hN)^2}\right] t + M(t)$$

于是

$$\limsup_{t\to\infty} \frac{\log(I(t))}{t} \leqslant \beta N - \mu - \gamma - \frac{\sigma^2 N^2}{2(1+hN)^2} + \limsup_{t\to\infty} \frac{M(t)}{t} \ \text{a.s.} \tag{2-12}$$

由于 $M(t) = \int_0^t \dfrac{\sigma(N-I(s))}{1+hI(s)} \mathrm{d}W(s)$ 是连续的局部鞅, 在 $t=0$ 处取值为 0, 且满足:

$$\limsup_{t\to\infty} \frac{\langle M, M\rangle_t}{t} \leqslant \sigma^2 N^2 < \infty \ \text{a.s.}$$

根据强大数定律[30] 可得:

$$\lim_{t\to\infty} \frac{M(t)}{t} = \lim_{t\to\infty} \frac{\int_0^t \dfrac{\sigma(N-I(s))}{1+hI(s)} \mathrm{d}W(s)}{t} = 0 \ \text{a.s.} \tag{2-13}$$

所以

$$\limsup_{t\to\infty} \frac{\log(I(t))}{t} \leqslant \beta N - \mu - \gamma - \frac{\sigma^2 N^2}{2(1+hN)^2} < 0 \ \text{a.s.} \tag{2-14}$$

如果定理 2.2 条件 (2) 成立, 则函数 $G(x)$ 在 $\tilde{x} = N - \dfrac{\beta(1+hN)^2}{\sigma^2} \in (0, N)$ 处, 取得最大值为 $G(\tilde{x}) = \dfrac{\beta^2(1+hN)^2}{2\sigma^2} - (\mu + \gamma)$, 再根据等式(2-11) 可得:

$$\log(I(t)) \leqslant \log(I_0) + \left[\frac{\beta^2(1+hN)^2}{2\sigma^2} - (\mu+\gamma)\right] t + M(t)$$

所以

$$\limsup_{t\to\infty} \frac{\log(I(t))}{t} \leqslant \frac{\beta^2(1+hN)^2}{2\sigma^2} - \mu - \gamma < 0 \ \text{a.s.} \tag{2-15}$$

从而定理 2.2 得证。

注释 2.1 从定理 2.2 知, 当 $R_{01}^s = R_0^d - \dfrac{\sigma^2 N^2}{2(\mu+\gamma)(1+hN)^2} < 1$, 且噪声强度很小时, 则在随机模型中疾病几乎必然灭绝; 但是对于确定性模型(2-1), 由于其基本再生数 R_0^d 有可能大于 1, 疾病有可能持久。如果噪声强度的平方 σ^2 大于 $\dfrac{\beta(1+hN)^2}{N} \vee \dfrac{\beta^2(1+hN)^2}{2(\mu+\gamma)}$, 则在随机模型中疾病也是几乎必然灭绝的。从而表明, 微小的噪声的存在在一定程度上能够抑制疾病的爆发。大的噪声的存在同样可以使得疾病灭绝, 这里强度较大的噪声对应环境中突然的天气变化等一些环境因素所带来的大的随机扰动。若半饱和系数 $h=0$, 饱和发生率退化为双线性发生率, 此时随机模型(2-3)即为文献 [43] 所研究的模型, 并且所得到的结果与 Gray 等[43] 的研究结果完全一致。另外, 发现半饱和系数 h 影响阈值 R_{01}^s, 且如果饱和

效应越弱, 则阈值 R_{01}^s 将会减小, 从而更有利于疾病的灭绝。若不考虑环境噪声的扰动, 即 $\sigma = 0$, 则 $R_{01}^s = R_0^d$ 即为确定性模型(2-1)的基本再生数, 进一步表明本节分析结果的正确性。

例 2.1 假定单位时间为 1 天, 首先选取参数为: $N = 100, \beta = 0.013, \mu = 0.4, \gamma = 0.6, h = 0.05, \sigma = 0.06$。此时:

$$R_{01}^s = \frac{\beta N}{\mu + \gamma} - \frac{\sigma^2 N^2}{2(\mu + \gamma)(1 + hN)^2} = 0.8 < 1,$$

$$\sigma^2 = 0.0036 \leqslant \frac{\beta(1 + hN)^2}{N} = 0.0047$$

即定理 2.2 条件 (1) 成立, 根据定理可知, 随机模型(2-3) 的无病平衡点 E_0 是几乎必然指数稳定的, 即疾病几乎必然灭绝, 且随机模型(2-3)的解 $I(t)$ 满足:

$$\limsup_{t \to \infty} \frac{\log(I(t))}{t} \leqslant \beta N - \mu - \gamma - \frac{\sigma^2 N^2}{2(1 + hN)^2} = -0.2 < 0 \text{ a.s.}$$

然而, 对于确定性模型(2-1), 其基本再生数为:

$$R_0^d = \frac{\beta N}{\mu + \gamma} = 1.3 > 1$$

则疾病持久存在, 且确定性模型(2-1)的解 $I(t)$ 满足:

$$\lim_{t \to \infty} I(t) = \frac{\beta N - (\mu + \gamma)}{\beta + (\mu + \gamma)h} = 4.7619$$

利用 Euler–Maruyama (EM) 数值计算方法[104], 步长选取为 0.001(数值模拟结果见图 2-1), 且进一步验证了所得到的结论。

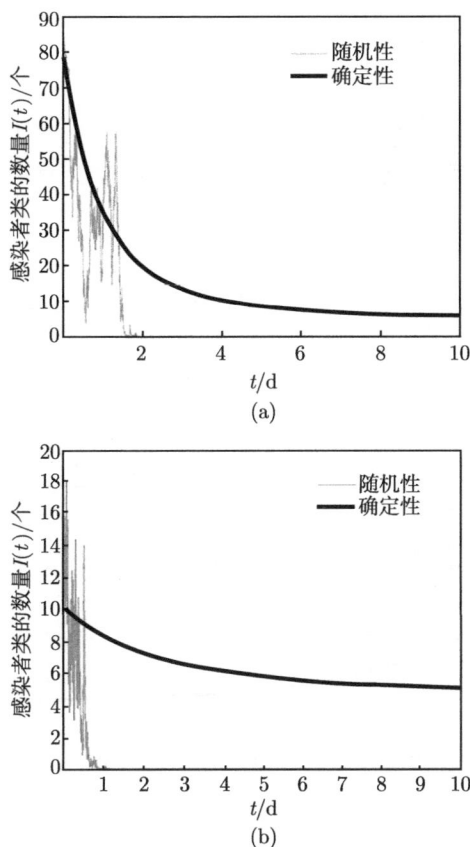

图 2-1 随机模型(2-3)和确定性模型(2-1)的解的数值模拟结果

(a) 初始值选取为 $I(0) = 80$; (b) 初始值选取为 $I(0) = 10$

例 2.2 选取其他参数如例 2.1, 增大噪声强度 σ 为 0.09, 此时

$$\sigma^2 = 0.0081 > \max\left\{\frac{\beta(1+hN)^2}{N} = 0.00468, \frac{\beta^2(1+hN)^2}{2(\mu+\gamma)} = 0.00304\right\} = 0.00468$$

即定理 2.2 条件 (2) 成立, 根据定理可知, 随机模型(2-3) 的无病平衡点 E_0 是几乎必然指数稳定的, 即疾病是几乎必然灭绝的, 且随机模型(2-3)的解 $I(t)$ 满足:

$$\limsup_{t\to\infty} \frac{\log(I(t))}{t} \leqslant \frac{\beta^2(1+hN)^2}{2\sigma^2} - \mu - \gamma = -0.624 < 0 \text{ a.s.}$$

同样利用 Euler–Maruyama (EM) 数值计算方法, 选取步长为 0.001, 进行数值模拟, 所得结果如图 2-2 所示。

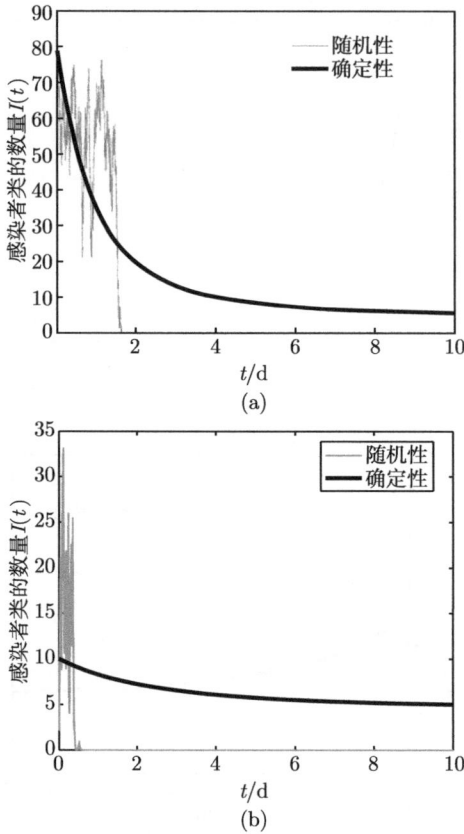

图 2-2 随机模型(2-3)和确定性模型(2-1)的解的数值模拟结果

(a) 初始值选取为 $I(0) = 80$; (b) 初始值选取为 $I(0) = 10$

2.4.2 无病平衡点的 p 阶矩指数稳定性

根据等式(2-11) 可得:

$$I(t) = I_0 \exp\left[\int_0^t F(I(s)) \mathrm{d}s + M(t)\right] \tag{2-16}$$

因为布朗运动 $W(t)$ 服从均值为 0、方差为 t 的高斯分布, 即 $W(t) \sim N(0, t)$, 进而利用文献 [49] 的方法得到:

$$E\mathrm{e}^{M(t)} = E \exp\left[\int_0^t \frac{\sigma(N - I(s))}{1 + hI(s)} \mathrm{d}W(s)\right] \leqslant E\mathrm{e}^{\sigma N W(t)} = \mathrm{e}^{\frac{\sigma^2 N^2}{2} t}$$

又由于

$$F(I(s)) \leqslant \beta N - \mu - \gamma$$

在等式(2-16) 两端取期望值可得:

$$EI(t) = EI_0 \exp\left[\int_0^t F(I(s))\mathrm{d}s + M(t)\right] \leqslant I_0 \exp\left[\left(\beta N - \mu - \gamma + \frac{\sigma^2 N^2}{2}\right)t\right]$$

$$(2\text{-}17)$$

再由伊藤公式可得:

$$\log(I(t))^p = p\log(I(t)) \leqslant p\left[\log(I_0) + (\beta N - \mu - \gamma)t + \sigma N W(t)\right]$$

则有

$$E(I(t))^p \leqslant (I_0)^p \cdot \mathrm{e}^{p(\beta N - \mu - \gamma)t} \cdot \mathrm{e}^{\frac{p^2 \sigma^2 N^2}{2}t}$$

$$= (I_0)^p \exp\left[p\left(\beta N - \mu - \gamma + \frac{p\sigma^2 N^2}{2}\right)t\right]$$

$$(2\text{-}18)$$

定理 2.3 若 $\beta N - \mu - \gamma + \dfrac{p\sigma^2 N^2}{2} < 0$, 则随机模型(2-3) 的无病平衡点 E_0 是 p 阶矩指数稳定的。

接下来讨论无病平衡点 E_0 的几乎必然指数稳定性和 p 阶矩指数稳定性之间的关系。因为

$$x\left[\frac{\beta(N-x)x}{1+hx} - (\mu+\gamma)x\right] = \left[\frac{\beta(N-x)}{1+hx} - (\mu+\gamma)\right]x^2 \leqslant [\beta N - (\mu+\gamma)]x^2$$

根据定理 2.3 知 $\beta N - (\mu+\gamma) < 0$, 则:

$$x\left[\frac{\beta(N-x)x}{1+hx} - (\mu+\gamma)x\right] \leqslant [\beta N - (\mu+\gamma)]x^2 \leqslant 0$$

此外

$$\frac{\sigma^2(N-x)^2 x^2}{(1+hx)^2} \leqslant \sigma^2(N-x)^2 x^2 \leqslant \sigma^2 N^2 x^2$$

令 $K = \sigma^2 N^2$ 是正的, 则:

$$x\left[\frac{\beta(N-x)x}{1+hx} - (\mu+\gamma)x\right] \vee \frac{\sigma^2(N-x)^2 x^2}{(1+hx)^2} \leqslant Kx^2$$

因此, 根据文献 [30] 知, 随机模型(2-3)的无病平衡点 E_0 的 p 阶矩指数稳定性蕴含其几乎必然指数稳定性, 即如果随机模型(2-3)的无病平衡点 E_0 是 p 阶矩指数稳定的, 则该无病平衡点 E_0 一定是几乎必然指数稳定的。

2.5　随机模型在地方病平衡点附近的动力学性质

分析传染病模型的动力学性质, 最为重要的是分析疾病灭绝及持久的情况。对于确定性模型而言, 主要是通过分析其地方病平衡点的全局渐近稳定性, 或者系统的一致持久性, 来讨论疾病是否会流行。根据随机微分方程的平凡解的定义[29, 30]可知, 确定性模型(2-1) 的地方病平衡点 E^* 不再是随机模型(2-3) 的平凡解, 即随机模型(2-3) 不存在地方病平衡点, 因此本节将分析随机模型(2-3)中疾病的持久性; 另外, 分析确定性模型的疾病的一致持久性的方法[105], 不再适用利用随机微分方程建立的随机模型, 从而考虑随机模型(2-3)中疾病在时间均值意义下的持久性。疾病在时间均值意义下的持久性的定义最初是在文献 [51] 中针对确定性模型提出来的, 目前该定义已经推广到随机系统中, 且已经运用到一些随机模型中 [106-107]。首先引入记号

$$\langle I(t)\rangle = \frac{1}{t}\int_0^t I(s)\mathrm{d}s$$

定义 2.1　随机模型(2-3)在时间均值意义下是持久的, 若

$$\liminf_{t\to\infty}\langle I(t)\rangle = \liminf_{t\to\infty}\frac{1}{t}\int_0^t I(s)\mathrm{d}s > 0 \text{ a.s.}$$

注意: 引理 2.1 的详细证明见文献 [107]。

引理 2.1[107]　设 $f \in C([0,\infty)\times\Omega),(0,\infty))$, $F(t)\in C([0,\infty)\times\Omega),\mathbb{R})$。如果存在正常数 λ, λ_0, T 使得对任意的 $t\geqslant T$, 有

$$\log f(t)\leqslant \lambda t - \lambda_0\int_0^t f(s)\mathrm{d}s + F(t), \quad \lim_{t\to\infty}\frac{F(t)}{t} = 0 \text{ a.s.}$$

则

$$\limsup_{t\to\infty}\frac{1}{t}\int_0^t f(s)\mathrm{d}s \leqslant \frac{\lambda}{\lambda_0} \text{ a.s.}$$

定理 2.4　如果

$$R_{02}^s = \frac{\beta N}{(\mu+\gamma)(1+hN)} - \frac{\sigma^2 N^2}{2(\mu+\gamma)} > 1, \sigma^2 < \frac{\beta(1+hN)^2}{N} \tag{2-19}$$

则对任意给定的初始值 $I(0) = I_0 \in (0,N)$, 随机模型(2-3)的解 $I(t)$ 满足:

$$\underline{I} \leqslant \liminf_{t\to\infty}\langle I(t)\rangle \leqslant \limsup_{t\to\infty}\langle I(t)\rangle \leqslant \bar{I} \text{ a.s.}$$

其中

$$\bar{I} = \frac{\beta N - \mu - \gamma - \dfrac{\sigma^2 N^2}{2(1+hN)^2}}{\beta - \dfrac{\sigma^2 N}{(1+hN)^2}}, \quad \underline{I} = \frac{\dfrac{\beta N}{1+hN} - \mu - \gamma - \dfrac{\sigma^2 N^2}{2}}{\dfrac{\beta}{1+hN}}$$

即疾病在时间均值意义下是持久的。

证明　根据等式(2-11)可得:

$$\frac{\log(I(t)) - \log(I_0)}{t} \leqslant \frac{1}{t}\int_0^t \left[\beta N - \beta I(s) - \mu - \gamma - \frac{\sigma^2(N-I(s))^2}{2(1+hN)^2}\right]\mathrm{d}s + \frac{M(t)}{t}$$

$$= \beta N - \mu - \gamma - \frac{\sigma^2 N^2}{2(1+hN)^2} - \beta\langle I(t)\rangle + \frac{\sigma^2 N}{(1+hN)^2}\langle I(t)\rangle -$$

$$\frac{\sigma^2}{2(1+hN)^2}\langle I(t)^2\rangle + \frac{M(t)}{t}$$

$$\leqslant \beta N - \mu - \gamma - \frac{\sigma^2 N^2}{2(1+hN)^2} - \left(\beta - \frac{\sigma^2 N}{(1+hN)^2}\right)\langle I(t)\rangle + \frac{M(t)}{t}$$

$$(2\text{-}20)$$

不等式(2-20)可以表示为:

$$\frac{\log(I(t))}{t} \leqslant \beta N - \mu - \gamma - \frac{\sigma^2 N^2}{2(1+hN)^2} -$$

$$\left(\beta - \frac{\sigma^2 N}{(1+hN)^2}\right)\langle I(t)\rangle + \frac{M(t)}{t} + \frac{\log(I_0)}{t} \qquad (2\text{-}21)$$

因为 $R_{01}^s \geqslant R_{02}^s$, 如果条件式(2-19)成立, 则:

$$\beta N - \mu - \gamma - \frac{\sigma^2 N^2}{2(1+hN)^2} > 0, \beta - \frac{\sigma^2 N}{(1+hN)^2} > 0$$

再利用引理 2.1, 得:

$$\limsup_{t\to\infty}\langle I(t)\rangle \leqslant \frac{\beta N - \mu - \gamma - \dfrac{\sigma^2 N^2}{2(1+hN)^2}}{\beta - \dfrac{\sigma^2 N}{(1+hN)^2}} = \bar{I} \text{ a.s.} \qquad (2\text{-}22)$$

另外, 再由等式(2-11) 可得:

$$\frac{\log(I(t)) - \log(I_0)}{t} \geqslant \frac{1}{t}\int_0^t\left[\frac{\beta(N-I(s))}{1+hN} - \mu - \gamma - \frac{1}{2}\sigma^2(N-I(s))^2\right]\mathrm{d}s + \frac{M(t)}{t}$$

$$\geqslant \frac{\beta N}{1+hN} - \mu - \gamma - \frac{1}{2}\sigma^2 N^2 - \frac{\beta}{1+hN}\langle I(t)\rangle + \frac{M(t)}{t}$$

从而有

$$\langle I(t)\rangle \geqslant \frac{1}{\dfrac{\beta}{1+hN}}\left[\frac{\beta N}{1+hN}-\mu-\gamma-\frac{1}{2}\sigma^2 N^2+\frac{M(t)}{t}-\frac{\log(I(t))-\log(I_0)}{t}\right]$$

(2-23)

因为 $-\infty < \log(I(t)) < \log(N)$, 则:

$$\liminf_{t\to\infty}\langle I(t)\rangle \geqslant \frac{\dfrac{\beta N}{1+hN}-\mu-\gamma-\dfrac{\sigma^2 N^2}{2}}{\dfrac{\beta}{1+hN}}=\underline{I}\in(0,N)\ \text{a.s.}$$

(2-24)

此外, 计算可得:

$$\bar{I}=\frac{\beta N-\mu-\gamma-\dfrac{\sigma^2 N^2}{2(1+hN)^2}}{\beta-\dfrac{\sigma^2 N}{(1+hN)^2}}\geqslant \underline{I}=\frac{\dfrac{\beta N}{1+hN}-\mu-\gamma-\dfrac{\sigma^2 N^2}{2}}{\dfrac{\beta}{1+hN}}$$

从而定理 2.1 得证。

例 2.3　选取参数为:

$$N=100,\beta=0.2,\mu=0.4,\gamma=0.6,h=0.05,\sigma=0.02$$

此时

$$R_{02}^s=\frac{\beta N}{(\mu+\gamma)(1+hN)}-\frac{\sigma^2 N^2}{2(\mu+\gamma)}=1.33>1$$

$$\sigma^2=0.0004<\frac{\beta(1+hN)^2}{N}=0.072$$

根据定理 2.4 可知, 在随机模型(2-3)中疾病在时间均值的意义下是持久的, 且随机模型(2-3)的解 $I(t)$ 满足:

$$10\leqslant \liminf_{t\to\infty}\langle I(t)\rangle\leqslant \limsup_{t\to\infty}\langle I(t)\rangle\leqslant 95.2938\ \text{a.s.}$$

对于确定性模型(2-1), 其基本再生数为:

$$R_0^d=\frac{\beta N}{\mu+\gamma}=20>1$$

从而确定性模型(2-1) 的地方病平衡点 E^* 是全局渐近稳定的 (即疾病会流行), 且确定性模型(2-1) 的解 $I(t)$ 满足:

$$\lim_{t\to\infty} I(t) = I^* = \frac{\beta N - (\mu + \gamma)}{\beta + h(\mu + \gamma)} = 76$$

再次利用 Euler–Maruyama (EM) 数值计算方法, 选取步长为 0.001, 所得模拟结果如图 2-3 所示, 且进一步验证所得结论。

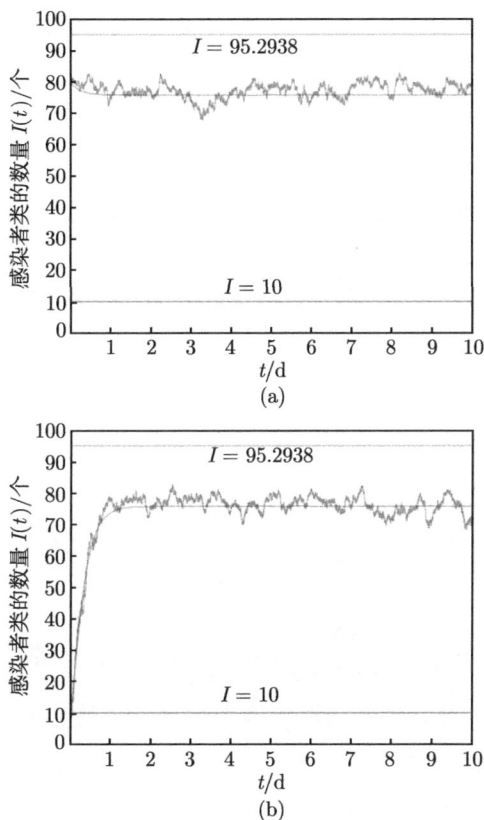

图 2-3　随机模型(2-3)和确定性模型(2-1)的解的数值模拟结果

(a) 初始值选取为 $I(0) = 80$; (b) 初始值选取为 $I(0) = 10$

2.6　平稳分布

随机模型(2-3)不存在地方病平衡点, 因此通过分析随机系统存在平稳分布来反映疾病的流行情况, 这里随机系统的平稳分布相当于确定性模型的地方病平衡点; 并且在一定条件下, 该平稳分布的均值趋向于确定性模型的地方病平衡点, 方差能够反映随机系统的解在地方病平衡点附近的波动情况。此外, 在随机传染病模型的扩散项是非退化的情况下, 可以利用 Hasminskii 的理论知识[29], 证明得到随机模型平稳分布的存在性, 且该分布具有遍历性。因此在这部分, 将证明随机模型(2-3)存在唯一的平稳分布, 且具有遍历性质, 进而反映疾病的流行。从引理 1.2 知, 如果可以证得条件 (1) 和 (2) 成立, 即可证得随机模型(2-3)存在具有遍历性质的平稳分布。首先, 对任意的 $I \in (a, b) \subset (0, N)$, 随机模型(2-3)的扩散阵 $\dfrac{\sigma^2(N-I)^2 I^2}{(1+hI)^2}$ 的最小特征值是非零的, 从而条件 (1) 是满足的, 因此只需要证明条件 (2) 是否成立。

定理 2.5 如果

$$R_{02}^s = \frac{\beta N}{(\mu+\gamma)(1+hN)} - \frac{\sigma^2 N^2}{2(\mu+\gamma)} > 1$$

$$\sigma^2 < \frac{2\beta}{N^2(1+hI^*)I^*} \min\{(I^*)^2, (N-I^*)^2\}$$

则随机模型(2-3) 存在唯一的平稳分布, 且具有遍历性质。此外, 随机模型(2-3) 的解 $I(t)$ 满足:

$$\lim_{t \to \infty} \frac{1}{t} E \int_0^t \frac{\beta}{1+hI^*} [I(s) - I^*]^2 \mathrm{d}s \leqslant \frac{1}{2} I^* \sigma^2 N^2$$

证明 如果 $R_{02}^s = \dfrac{\beta N}{(\mu+\gamma)(1+hN)} - \dfrac{\sigma^2 N^2}{2(\mu+\gamma)} > 1$, 则必有 $R_0^d = \dfrac{\beta N}{\mu+\gamma} > 1$, 从而确定性模型(2-1) 存在唯一的地方病平衡点 I^*, 且是全局渐近稳定的。此时, 在确定性模型(2-1) 中, 疾病是持久的。

构造 C^2- 函数 $V(I)$

$$V(I) = I - I^* - I^* \log \left[\frac{I}{I^*} \right]$$

则函数 V 是正定的。再根据伊藤公式可得:

$$\mathrm{d}V = \left(1 - \frac{I}{I^*}\right) \mathrm{d}I + \frac{I^*}{2I^2}(\mathrm{d}I)^2 = LV\mathrm{d}t + \frac{\sigma(N-I)(I-I^*)}{1+hI}\mathrm{d}W(t) \quad (2\text{-}25)$$

其中

$$LV = \left[\frac{\beta(N-I)}{1+hI} - (\mu+\gamma) \right](I-I^*) + \frac{I^*\sigma^2(N-I)^2}{2(1+hI)^2}$$

$$= \left[\frac{\beta(N-I)}{1+hI} - \frac{\beta(N-I^*)}{1+hI^*} \right](I-I^*) + \frac{I^*\sigma^2(N-I)^2}{2(1+hI)^2}$$

$$= -\frac{\beta(1+hN)(I-I^*)^2}{(1+hI)(1+hI^*)} + \frac{I^*\sigma^2(N-I)^2}{2(1+hI)^2}$$

根据定理 2.1 知, 随机模型(2-3) 的解 $I(t)$ 几乎必然满足 $I(t) \in (0,N)$, 则 $\frac{1+hN}{1+hI} > 1$。从而可以将 LV 放大为:

$$LV \leqslant -\frac{\beta}{1+hI^*}(I-I^*)^2 + \frac{1}{2}I^*\sigma^2 N^2$$

如果 $\sigma^2 < \frac{2\beta}{N^2(1+hI^*)I^*}\min\{(I^*)^2, (N-I^*)^2\}$, 则区域 $-\frac{\beta}{1+hI^*}(I-I^*)^2 + \frac{1}{2}I^*\sigma^2 N^2 = 0$ 全部位于 $(0,N)$ 中。取 U 为包含该区域的邻域, 使得 $\bar{U} \subset (0,N)$, 且对任意的 $I \in (0,N)\backslash U$, 满足 $LV \leqslant -k$ (k 是一个正常数), 从而可知引理 1.2 条件 (2) 是成立的。所以随机模型(2-3) 存在唯一的平稳分布, 且具有遍历性质。

再由式(2-25) 可得:

$$0 \leqslant E\int_0^t \mathrm{d}[V(I(s))] = E\int_0^t LV(I(s))\mathrm{d}s$$

$$\leqslant -E\int_0^t \frac{\beta}{1+hI^*}(I(s)-I^*)^2\mathrm{d}s + \frac{1}{2}I^*\sigma^2 N^2 t$$

则随机模型(2-3) 的解 $I(t)$ 满足:

$$\lim_{t\to\infty} \frac{1}{t}E\int_0^t \frac{\beta}{1+hI^*}(I(s)-I^*)^2\mathrm{d}s \leqslant \frac{1}{2}I^*\sigma^2 N^2$$

从而定理 2.5 得证。

接下来给出平稳分布的均值和方差的表达式。

定理 2.6   如果定理 2.5 的条件成立, 记 m 和 v 分别表示平稳分布的均值

和方差, 则:

$$m = \dfrac{\beta N - \mu - \gamma - \dfrac{1}{2}\sigma^2 N^2}{\left[\beta h + (\mu+\gamma)h^2 + \dfrac{1}{2}\sigma^2\right]\dfrac{\beta N - \mu - \gamma}{\beta + (\mu+\gamma)h} - [\beta(hN-1) - 2h(\mu+\gamma) + \sigma^2 N]}$$

(2-26)

和

$$v = \dfrac{\beta N - \mu - \gamma}{\beta + (\mu+\gamma)h}m - m^2$$

(2-27)

证明　在方程(2-3) 两端同时乘以 $1 + hI(t)$, 得:

$$(1+hI(t))\mathrm{d}I(t) = [\beta(N-I(t))I(t) - (\mu+\gamma)I(t)(1+hI(t))]\mathrm{d}t +$$

$$\sigma(N-I(t))I(t)\mathrm{d}W(t)$$

(2-28)

将等式(2-28)从 0 到 t 进行积分, 并两端同时除以 t 可得:

$$\frac{1}{t}\int_0^t (1+hI(s))\mathrm{d}I(s) = \frac{1}{t}\int_0^t [\beta(N-I(s))I(s) - (\mu+\gamma)I(s)(1+hI(s))]\mathrm{d}s +$$

$$\frac{1}{t}\int_0^t \sigma(N-I(s))I(s)\mathrm{d}W(s)$$

由于

$$\frac{I(t)-I_0}{t} \leqslant \frac{1}{t}\int_0^t (1+hI(s))\mathrm{d}I(s) \leqslant (1+hN)\frac{I(t)-I_0}{t}$$

令 $t \to \infty$ 可得:

$$\lim_{t\to\infty} \frac{1}{t}\int_0^t (1+hI(s))\mathrm{d}I(s) = 0 \text{ a.s.}$$

从而有

$$\lim_{t\to\infty} \frac{1}{t}\int_0^t [\beta(N-I(s))I(s) - (\mu+\gamma)I(s)(1+hI(s))]\,\mathrm{d}s = 0$$

再根据平稳分布的遍历性质和强大数定律, 得:

$$(\beta N - \mu - \gamma)m - [\beta + (\mu+\gamma)h]\langle I(t)^2 \rangle = 0$$

(2-29)

式中, $\langle I(t)^2 \rangle$ 表示 $I(t)$ 的二阶矩。

同样地, 在等式(2-10) 两端乘以 $(1 + hI(t))^2$ 可以得到:

$$(1 + hI(t))^2 \mathrm{d}\log(I(t)) = (1 + hI(t))^2 F(I(t))\mathrm{d}t + \sigma(N - I(t))(1 + hI(t))\mathrm{d}W(t) \tag{2-30}$$

再将等式(2-30)从 0 到 t 积分, 并两端同时除以 t 得到:

$$\frac{1}{t}\int_0^t (1 + hI(s))^2 \mathrm{d}\log(I(s))$$

$$= \frac{1}{t}\int_0^t (1 + hI(s))^2 F(I(s))\mathrm{d}s + \frac{1}{t}\int_0^t \sigma(N - I(s))(1 + hI(s))\mathrm{d}W(s) \tag{2-31}$$

由于

$$\frac{\log I(t) - \log I_0}{t} \leqslant \frac{1}{t}\int_0^t (1 + hI(s))^2 \mathrm{d}\log(I(s))$$

$$\leqslant (1 + hN)^2 \frac{\log I(t) - \log I_0}{t}$$

则:

$$\lim_{t\to\infty} \frac{1}{t}\int_0^t (1 + hI(s))^2 \mathrm{d}\log(I(s)) = 0 \text{ a.s.}$$

又因为

$$\lim_{t\to\infty} \frac{1}{t}\int_0^t \sigma(N - I(s))(1 + hI(s))\mathrm{d}W(s) = 0 \text{ a.s.}$$

故利用平稳分布的遍历性质和强大数定律得到:

$$\lim_{t\to\infty} \frac{1}{t}\int_0^t (1 + hI(s))^2 F(I(s))\mathrm{d}s = 0 \text{ a.s.}$$

因此

$$\beta N - \mu - \gamma - \frac{1}{2}\sigma^2 N^2 + \left[\beta(hN - 1) - 2h(\mu + \gamma) + \sigma^2 N\right]m -$$

$$\left[\beta h + (\mu + \gamma)h^2 + \frac{1}{2}\sigma^2\right]\langle I(t)^2 \rangle = 0 \tag{2-32}$$

根据等式(2-29) 和式(2-32) 得到均值 m 和方差 v 分别为:

$$m = \frac{\beta N - \mu - \gamma - \frac{1}{2}\sigma^2 N^2}{[\beta h + (\mu + \gamma)h^2 + \frac{1}{2}\sigma^2]\dfrac{\beta N - \mu - \gamma}{\beta + (\mu + \gamma)h} - [\beta(hN - 1) - 2h(\mu + \gamma) + \sigma^2 N]}$$

$$v = \frac{\beta N - \mu - \gamma}{\beta + (\mu + \gamma)h}m - m^2$$

从而定理 2.6 得证。

例 2.4　选取其他参数如例 2.3, 取噪声强度 σ 分别为 0.005, 0.001, 0.0005。此时 R_{02}^s 分别为 3.2083、3.3283、3.3321, 且

$$I^* = \frac{\beta N - (\mu + \gamma)}{\beta + h(\mu + \gamma)} = 76, \frac{2\beta}{N^2(1 + hI^*)I^*}\min\{(I^*)^2, (N - I^*)^2\} = 0.000063$$

则定理 2.5 的条件成立, 从而随机模型(2-3) 存在唯一的平稳分布。针对不同的噪声强度值: $\sigma = 0.005$, $\sigma = 0.001$, $\sigma = 0.0005$, 通过数值模拟得到随机模型(2-3) 的解 $I(t)$ 的概率分布直方图如图 2-4 所示。该数值模拟步长选取为 0.001, 运行 10^5 次, 且为了使得随机模型(2-3) 的解 $I(t)$ 达到平稳水平, 将其前 9×10^4 舍掉。当 $\sigma = 0.005$ 时, 该平稳分布是轻微的负偏态的; 当 $\sigma = 0.001$ 和 $\sigma = 0.0005$ 时, 该平稳分布是正偏态的。此外, 相应的样本偏态系数分别为 -6.6649×10^{-4}、0.0016、0.0017, 进而表明随机模型(2-3) 的解 $I(t)$ 已达到平稳分布。当 $\sigma = 0.005$ 时, 根据平稳分布的均值和方差的表达式(2-26) 和式(2-27), 计算可得该平稳分布的均值和方差分别为 75.9710 和 2.2016, 另外样本均值和方差分别为 76.3754 和 0.3209。对于 $\sigma = 0.001$, 该平稳分布的均值和方差分别为 75.9988 和 0.0876, 相应的样本均值和方差分别为 75.9285 和 0.0157。当噪声强度 σ 减小到 0.0005 时, 该平稳分布的均值和方差分别为 75.9997 和 0.0219, 相应的样本均值和方差分别为 76.0248 和 0.0050。随着噪声强度 σ 降低, $I(t)$ 关于地方病平衡点 $I^* = 76$ 更加对称, 且越稳定。此外还得到 $I(t)$ 的正态 QQ(Quantile-Quantile) 图如图 2-5 所示, 该图表明随机模型(2-3) 的解 $I(t)$ 的分布近似于正态分布。

最后, 根据平稳分布均值和方差的表达式(2-26) 和式(2-27), 发现当噪声强度 $\sigma = 0$ 时, 均值 m 等于确定性模型(2-1) 的地方病平衡点 I^* 的值, 且方差 v 为零。另外, 如果噪声强度 σ 增大, 则均值 m 减小, 方差 v 增大 (见图 2-6), 且噪声强度越大, 方差越大, 则分布越不稳定。

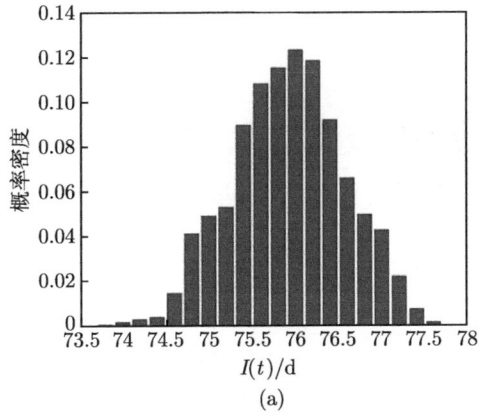

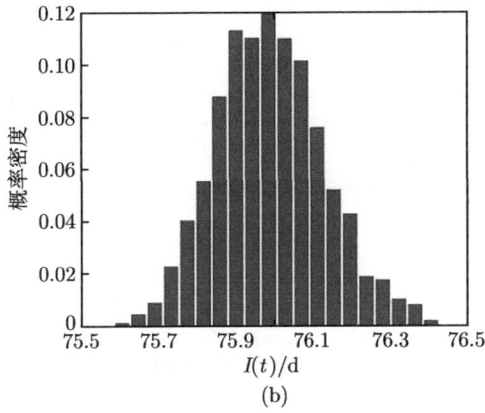

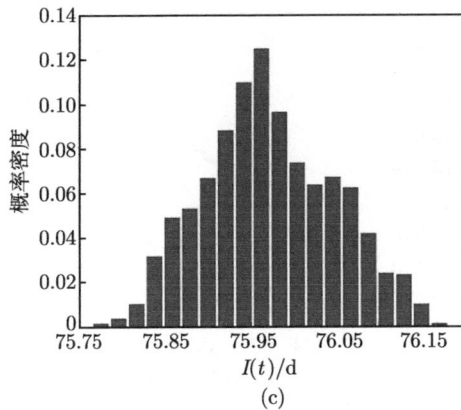

图 2-4 随机模型(2-3) 的解 $I(t)$ 的概率分布直方图

(a)$\sigma = 0.005$; (b)$\sigma = 0.001$; (c)$\sigma = 0.0005$

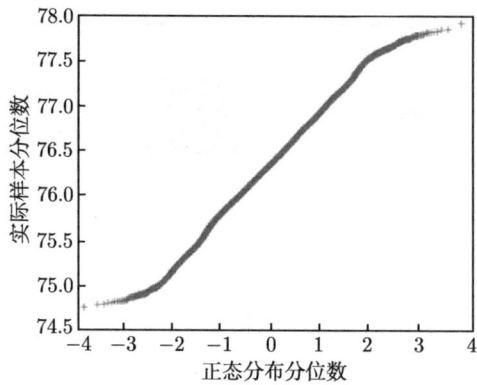

(a)

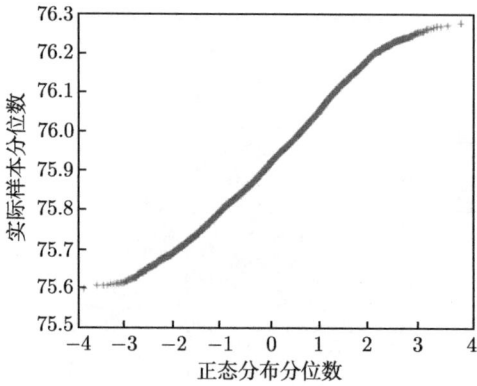

(b)

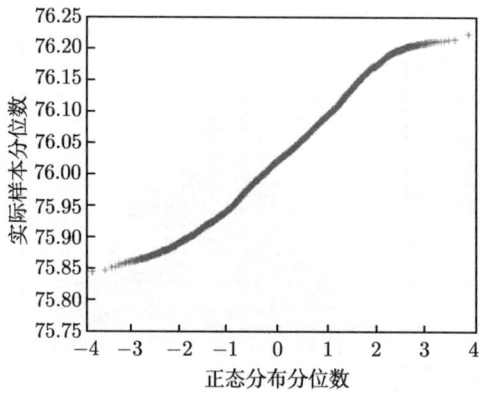

(c)

图 2-5　随机模型(2-3) 的解 $I(t)$ 的正态 QQ 图

(a)$\sigma = 0.005$; (b)$\sigma = 0.001$; (c)$\sigma = 0.0005$

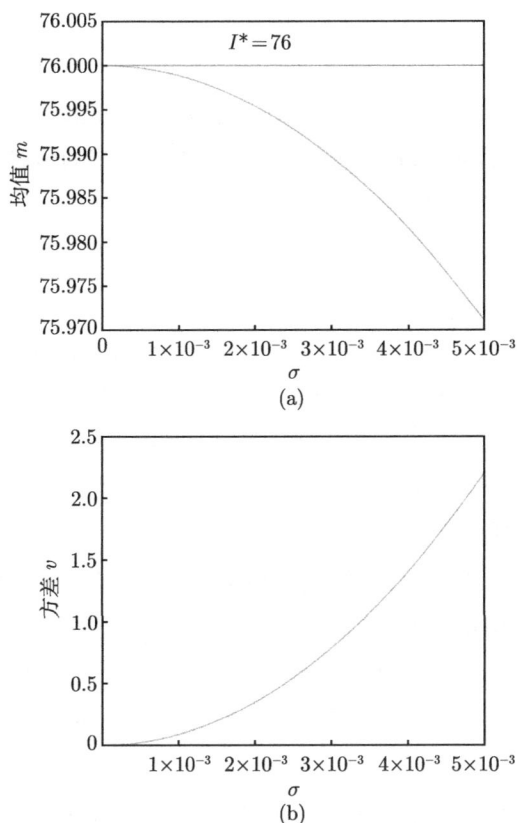

图 2-6　随机模型(2-3) 的解 $I(t)$ 的平稳分布随着噪声强度 σ 的变化图

(a) 均值; (b) 方差

本 章 小 结

本章分析环境中的随机因素对疾病传播的影响。根据参数扰动的方法, 通过考虑传染率系数受到环境白噪声的扰动, 在一类特殊的具有饱和发生率的确定性SIS 传染病模型中引入随机扰动, 建立随机 SIS 传染病模型; 并且利用随机微分方程的理论知识, 分析其随机动力学性质。为了保证所建立的随机传染病模型具有实际的生物意义, 首先分析随机模型(2-3) 存在全局唯一的解, 且为正的。一般的随机微分方程的解的存在唯一性定理不再适用, 因此利用 Hasminskii [29] 和 Mao [30]的分析方法, 通过构造随机 Lyapunov 函数进行证明。

分析传染病模型的动力学性态中, 最重要的就是分析疾病灭绝的条件。因为随机模型(2-3) 存在无病平衡点, 所以通过分析随机模型(2-3) 的无病平衡点的稳定性, 来反映疾病的灭绝情况。首先考虑随机模型(2-3) 无病平衡点的几乎必然指数稳定性, 通过构造随机 Lyapunov 函数的分析方法, 证明了无病平衡点的几乎必然指数稳定性, 并得到了疾病灭绝的充分条件及阈值 R_{01}^s。当 $R_{01}^s < 1$ 且环境白噪声的强度较小时, 或者当环境白噪声的强度大于一定的值时, 随机模型(2-3) 的无病平衡点是几乎必然指数稳定的, 即疾病几乎必然灭绝。并且发现阈值 R_{01}^s 小于确定性模型的基本再生数, 利用 Euler–Maruyama (EM) 数值计算方法, 对随机模型(2-3) 进行数值模拟, 结果表明当噪声强度较小且 $R_{01}^s < 1$ 时, 在随机模型中, 由于小的环境白噪声的影响, 疾病趋于灭绝; 然而在确定性模型中, 疾病依然持久。另外, 大的噪声强度同样能够使得疾病灭绝, 在实际中, 大的环境白噪声可以看成极端的天气、恶劣的气候等环境中一些突变的大的随机因素。从而表明, 适当的环境白噪声的存在能够抑制疾病的爆发。其次, 考虑了无病平衡点的 p 阶矩指数稳定性, 同样在一定程度上能够反映疾病灭绝。并且比较随机模型(2-3) 无病平衡点的几乎必然指数稳定性和 p 阶矩指数稳定性之间的关系, 表明随机模型(2-3) 的无病平衡点的 p 阶矩指数稳定性蕴含其几乎必然指数稳定性; 且结论显示, 无病平衡点的 p 阶矩指数稳定性的条件比其几乎必然指数稳定性的条件要强, 从而当随机模型(2-3) 的无病平衡点是 p 阶矩指数稳定的情况下, 该无病平衡点一定是几乎必然指数稳定的。

　　传染病动力学的另一个至关重要的研究就是疾病持久存在的条件。随机模型(2-3) 不存在地方病平衡点, 从而不能通过分析地方病平衡点的随机稳定性来反映疾病的持久性。因此根据随机系统在时间均值意义下的持久性的定义, 分析得到疾病在时间均值意义下是持续存在的充分条件, 并且得到阈值 R_{02}^s。当环境白噪声的强度较小且 $R_{02}^s > 1$ 时, 则在随机模型(2-3) 中, 疾病在时间均值意义下是持久的, 此时随机模型(2-3) 的解在确定性模型的地方病平衡点附近波动, 且噪声强度越小, 随机模型(2-3) 的解越趋向于确定性模型的地方病平衡点, 从生物学的角度解释就是疾病会持久存在。再利用 Hasminskii 的理论知识, 分析得到随机模型(2-3) 存在唯一的具有遍历性质的平稳分布, 且同样可以表明疾病的持久性。利用 Euler–Maruyama (EM) 数值计算方法, 对随机模型(2-3) 进行数值模拟, 进一步验证所得到的理论结果。本章的分析结果表明, 当环境白噪声的强度满足一定的条件时, 环境白噪声的存在能够抑制疾病的爆发, 进而在一定程度上表明环境因素的干扰会影响疾病的传播。由此可见, 在传染病动力学的建模研究中不能忽略环境中随机因素的影响。

第 3 章 具有接种效应的随机传染病模型

3.1 概　　述

随着医学的发展和科技的进步, 已有许多传染病的疫苗相继被研制出来, 比如脊髓灰质炎疫苗、麻疹疫苗、百日咳菌苗、流脑菌苗、霍乱菌苗等, 从而减少了疾病的传播。免疫接种已成为公共卫生部门采取的一项有力的预防控制措施, 对易感人群进行预防接种, 提高人体的免疫水平, 已经在控制疾病的传播方面起到了举足轻重的作用。许多学者针对百日咳、麻疹、流感等传染病, 建立了具有接种效应的数学模型, 并研究了其动力学性态[108-112], 预测了疾病的发展趋势及疫苗的有效性。针对不同传染病的疫苗的有效性及接种的方式, 传染病模型的建立包括对新生儿的接种、接种者会不会被感染、康复的病人会不会再次被感染, 以及接种的方式 (连续接种或者固定时刻接种) 等问题, 已经得到了广泛的关注与研究[113-116]。

环境中不可避免的随机因素的存在及疾病固有的随机性, 都会在一定程度上会影响疾病的传播和疫苗的效果, 从而在传染病模型建立的过程中, 环境噪声是不可忽略的重要因素。将环境白噪声引入确定性模型, 基于随机微分方程建立的传染病模型, 能够更好地反映疾病在实际中的传播; 同样对于具有接种效应的传染病模型 (如何考虑随机因素的干扰), 也已经成为大家所关注的问题。Zhao 等[107]在假设疫苗完全有效 (即假设接种者不会被感染) 的基础上考虑环境中随机因素的影响, 通过参数受到环境白噪声扰动的方法建立随机接种模型, 并发现在随机模型中疾病灭绝的条件比其相应的确定性模型的较弱。此外, 考虑疫苗部分有效, 建立随机接种模型, 对其随机动力学性态的研究也已经有了部分结果[47,117]。

不过, 目前大部分已经建立的随机接种模型所对应的确定性模型是不存在后向分支的传染病模型, 从而在一定程度上减少了对其随机动力学性态分析的困难。在确定性传染病动力学模型的研究中, 如果模型出现后向分支[118-121], 则根据再生矩阵的方法得到的基本再生数不再是疾病灭绝与否的阈值, 从而即使基本再生数小于 1, 疾病也不一定会灭绝。这种类型的传染病模型具有丰富的动力学性态, 提高了人们对疾病传播的认识, 但是同时也增加了理论分析的难度。

在本章中, 考虑环境中随机因素的干扰, 对具有后向分支的接种模型的动力学性态的影响。首先, 给出具有后向分支的接种模型, 并且为了更好地分析环境噪声扰动的影响, 同样给出该确定性模型的主要结论。Arino 等[122] 通过考虑对新生儿和易感人群进行免疫接种, 并且假设病人康复以后先进入具有免疫力的恢复者类, 再以一定的比例丧失免疫力成为易感者 (即有可能再次被感染), 建立接种模型。研究发现在一定的条件下, 模型会出现后向分支, 从而基本再生数不再是疾病灭绝与否的阈值。记 $S(t)$、$I(t)$、$R(t)$、$V(t)$ 分别表示易感者类、感染者类、恢复者类、接种者类在 t 时刻的数量, 则确定性接种模型为:

$$
\begin{cases}
S'(t) = (1-\alpha)\mu N - \mu S(t) - \beta\dfrac{S(t)I(t)}{N} - \varphi S(t) + \theta V(t) + \nu R(t) \\[2mm]
I'(t) = \beta\dfrac{S(t)I(t)}{N} + \sigma\beta\dfrac{V(t)I(t)}{N} - (\mu+\gamma)I(t) \\[2mm]
R'(t) = \gamma I(t) - (\mu+\nu)R(t) \\[2mm]
V'(t) = \alpha\mu N + \varphi S(t) - (\mu+\theta)V(t) - \sigma\beta\dfrac{V(t)I(t)}{N}
\end{cases}
\tag{3-1}
$$

式中　μ——自然死亡率, 且假设出生率等于死亡率;

　　　β——传染率系数;

　　　φ——接种率;

　　　θ——疫苗失效率;

　　　γ——恢复率;

　　　ν——恢复者丧失免疫率。

另外, $\alpha \in [0,1]$ 表示新生儿接种的比例, 即 $\alpha = 0$ 表示新生儿不接种, $\alpha = 1$ 表示对所有的新生儿进行接种; $\sigma \in [0,1]$ 表示接种者相对于易感者的传染力, 即 $\sigma = 0$ 表示接种者不会被感染, $\sigma = 1$ 表示接种者全部会被感染即接种不起作用。将模型 (3-1) 的方程相加得到, 总人口 $N = S(t) + I(t) + R(t) + V(t)$ 是正常数, 不妨取 $N = 1$, 从而确定性模型 (3-1) 可以转化为:

$$
\begin{cases}
S'(t) = (1-\alpha)\mu - \mu S(t) - \beta S(t)I(t) - \varphi S(t) + \theta(1-S(t)-I(t)-R(t)) + \nu R(t) \\[2mm]
I'(t) = \beta S(t)I(t) + \sigma\beta(1-S(t)-I(t)-R(t))I(t) - (\mu+\gamma)I(t) \\[2mm]
R'(t) = \gamma I(t) - (\mu+\nu)R(t)
\end{cases}
$$

$$
\tag{3-2}
$$

式中, $S(t)$、$I(t)$、$R(t)$ 分别为易感者类、感染者类、恢复者类在 t 时刻的比例, 其中 $V(t)$ 表示接种者类在 t 时刻的比例, $V(t) = 1 - S(t) - I(t) - R(t)$。

显然, 确定性模型 (3-2) 始终存在无病平衡点

$$E_0 = (S_0, 0, 0), \quad S_0 = \frac{\theta + \mu(1 - \alpha)}{\mu + \theta + \varphi}, \quad V_0 = 1 - S_0 = \frac{\varphi + \mu\alpha}{\mu + \theta + \varphi}$$

根据再生矩阵的方法[50,122], 得到确定性模型 (3-2) 的基本再生数为:

$$R_v = \frac{\beta(S_0 + \sigma V_0)}{\mu + \gamma} = \frac{\beta[\mu + \theta + \sigma\varphi - \mu\alpha(1 - \sigma)]}{(\mu + \gamma)(\mu + \theta + \varphi)}$$

根据 Arino 等[122] 的研究知, 确定性模型 (3-2) 有可能会出现后向分支。从而基本再生数不再是疾病灭绝与否的阈值, 即当 $R_v < 1$ 时, 无病平衡点 E_0 是局部稳定的, 此时疾病不一定会灭绝。

不同于第 2 章中通过参数扰动的随机建模方法, 即假设传染率系数受到环境白噪声的影响建立随机传染病模型; 本章主要考虑环境中的随机因素对各类人群 (易感者、感染者和恢复者) 的干扰, 引入系统 (3-2) 中变量 $S(t)$、$I(t)$、$R(t)$ 的扰动, 建立随机接种模型, 分析其随机动力学性态, 反映疾病灭绝以及持久的情况, 分析环境白噪声对具有后向分支的接种模型的影响。

另外, 确定性接种模型 (3-1) 是在假设人口的空间分布是均匀的, 不考虑人口在空间中的流动的基础上建立的。然而, 在实际的环境和生活中, 人口的空间分布通常是不均匀的, 并且人口的空间转移等因素都会引起疾病在空间中的扩散, 从而在传染病的建模过程中不仅要考虑疾病在时间方向上的演变, 还要结合其在空间中所发生的变化[123-127]。因此, 作为进一步的探讨, 将在本章的最后部分对确定性模型增加空间的扩散项, 引入环境白噪声, 建立随机反应扩散接种模型, 并在数值上分析环境白噪声和个体的空间扩散对疾病传播的影响。

3.2 随机接种模型的建立

考虑确定性模型 (3-2) 中的变量受到环境中随机因素的扰动, 即假设环境白噪声正比于系统变量 $S(t)$、$I(t)$、$R(t)$, 建立随机接种模型:

$$
\begin{cases}
\mathrm{d}S(t) = [(1-\alpha)\mu - \mu S(t) - \beta S(t)I(t) - \varphi S(t) + \theta(1 - S(t) - I(t) - R(t)) + \\
\qquad \nu R(t)]\mathrm{d}t + D_1 S(t)\mathrm{d}[W_1(t)] \\
\mathrm{d}I(t) = [\beta S(t)I(t) + \sigma\beta(1 - S(t) - I(t) - R(t))I(t) - (\mu + \gamma)I(t)]\mathrm{d}t + \\
\qquad D_2 I(t)\mathrm{d}W_2(t) \\
\mathrm{d}R(t) = [\gamma I(t) - (\mu + \nu)R(t)]\mathrm{d}t + D_3 R(t)\mathrm{d}W_3(t)
\end{cases}
$$

$$(3\text{-}3)$$

式中　$W_1(t), W_2(t), W_3(t)$——相互独立的标准布朗运动;

$\qquad\qquad D_1, D_2, D_3$——相应的标准高斯白噪声的噪声强度。

将对随机接种模型 (3-3) 的动力学性态进行研究, 分析疾病灭绝或者流行的情况。

3.3　正解的存在唯一性

本节讨论随机模型 (3-3) 的解是否全局存在唯一, 即该解在有限时间内是否会爆破到无穷大, 且是正的。因为 $S(t)$、$I(t)$、$R(t)$ 分别表示易感者类、感染者类、恢复者类的比例, 为了使得随机模型 (3-3) 具有实际的生物意义, 将考虑随机模型 (3-3) 的解在集合 $\mathfrak{D}$ 中, 其中

$$\mathfrak{D} = \{(S(t), I(t), R(t)) \in \mathbb{R}_+^3 : 0 < S(t) + I(t) + R(t) < 1\}$$

接下来, 证明随机模型 (3-3) 存在唯一的全局正解, 且该解始终在集合 $\mathfrak{D}$ 中, 则集合 $\mathfrak{D}$ 是几乎必然正向不变集, 即从集合 $\mathfrak{D}$ 出发的解几乎必然存在于集合 $\mathfrak{D}$ 中。由于随机模型 (3-3) 的漂移项系数包含非线性项 (如传染项 βSI), 从而不满足线性增长条件, 即不满足随机微分方程解的存在唯一性条件。于是利用 Hasminskii–Mao 的研究方法, 通过构造随机 Lyapunov 函数进行证明。另外, 证明的主要困难在于如何选取合适的随机 Lyapunov 函数。

定理 3.1　对任意给定的初始值 $(S(0), I(0), R(0)) \in \mathfrak{D}$, 则随机模型 (3-3) 存在唯一的全局解 $(S(t), I(t), R(t))$ $(t \geqslant 0)$, 且该解以概率 1 存在于集合 $\mathfrak{D}$ 中, 即:

$$P\Big\{(S(t), I(t), R(t)) \in \mathfrak{D}, \ \forall\, t \geqslant 0\Big\} = 1$$

证明　因为随机模型 (3-3) 的漂移项系数和扩散项系数满足局部 Lipschitz 连续的条件, 从而对于任意给定的初始值 $(S(0), I(0), R(0)) \in \mathfrak{D}$, 随机模型 (3-3) 存

在唯一的局部解 $(S(t), I(t), R(t)) \in \mathfrak{D}$ $(t \in [0, \tau_e))$，其中 τ_e 是爆破时间[30]。为了证明该解 $(S(t), I(t), R(t))$ 是全局的 $(t \geqslant 0)$，只需证明 $\tau_e = \infty$ 几乎必然成立。令 $k_0 > 0$ 充分大，使得初始值 $S(0)$、$I(0)$、$R(0)$ 满足：

$$S(0) > \frac{1}{k_0}, \ I(0) > \frac{1}{k_0}, \ R(0) > \frac{1}{k_0}, \ \frac{1}{k_0} < S(0) + I(0) + R(0) < 1 - \frac{1}{k_0}$$

对任意正整数 $k \geqslant k_0$，定义停时，

$$\tau_k = \inf\left\{t \in [0, \tau_e) : S(t) \leqslant \frac{1}{k} \quad 或 \quad I(t) \leqslant \frac{1}{k} \quad 或 \quad R(t) \leqslant \frac{1}{k}\right.$$
$$\left. 或 \quad S(t) + I(t) + R(t) \leqslant \frac{1}{k} \quad 或 \quad S(t) + I(t) + R(t) \geqslant 1 - \frac{1}{k}\right\}$$

令 $\inf \varnothing = \infty$，其中 $\varnothing$ 是空集[43,48]，显然，τ_k 关于 k 是单调递增的。记 $\tau_\infty = \lim\limits_{k \to \infty} \tau_k$，因此 $\tau_\infty \leqslant \tau_e$。如果可以证得 $\tau_\infty = \infty$ 几乎必然成立，则有 $\tau_e = \infty$，从而对所有的 $t \geqslant 0$，随机模型 (3-3) 的解 $(S(t), I(t), R(t))$ 几乎必然存在于集合 $\mathfrak{D}$ 中。利用反证法，如若不然，即 $\tau_\infty = \infty$ 不成立。则存在一组正常数 $T > 0$ 和 $\varepsilon \in (0, 1)$，使得：

$$P\{\tau_\infty \leqslant T\} > \varepsilon$$

从而存在正整数 $k_1 \geqslant k_0$，使得：

$$P\{\tau_k \leqslant T\} \geqslant \varepsilon, \ \forall \, k \geqslant k_1 \tag{3-4}$$

首先，选取 C^2-函数 $V_1 : \mathfrak{D} \to \mathbb{R}_+$

$$V_1(S, I, R) = (S - 1 - \log S) + (I - 1 - \log I) + (R - 1 - \log R)$$

根据伊藤公式，得：

$$\mathrm{d}V_1 = \left(1 - \frac{1}{S}\right)\mathrm{d}S + \left(1 - \frac{1}{I}\right)\mathrm{d}I + \left(1 - \frac{1}{R}\right)\mathrm{d}R + \frac{1}{2S^2}(\mathrm{d}S)^2 + \frac{1}{2I^2}(\mathrm{d}I)^2 + \frac{1}{2R^2}(\mathrm{d}R)^2$$

$$= LV_1\mathrm{d}t + D_1(S-1)\mathrm{d}W_1(t) + D_2(I-1)\mathrm{d}W_2(t) + D_3(R-1)\mathrm{d}W_3(t)$$

其中

$$LV_1 = \left(1 - \frac{1}{S}\right)[(1-\alpha)\mu - \mu S - \beta SI - \varphi S + \theta(1 - S - I - R) + \nu R] +$$

$$\left(1 - \frac{1}{I}\right)[\beta SI + \sigma\beta(1 - S - I - R)I - (\mu + \gamma)I] +$$

$$\left(1 - \frac{1}{R}\right)[\gamma I - (\mu + \nu)R] + \frac{1}{2}(D_1^2 + D_2^2 + D_3^2)$$

$$= (4 - \alpha)\mu + \theta + \varphi + \gamma + \nu - \varphi S + \sigma\beta(1 - S - I - R)I -$$

$$(\mu + \theta)(S + I + R) - \sigma\beta(1 - S - I - R) + \beta I - \beta S -$$

$$\frac{(1 - \alpha)\mu}{S} - \frac{\theta(1 - S - I - R)}{S} - \frac{\nu R}{S} - \frac{\gamma I}{R} + \frac{1}{2}(D_1^2 + D_2^2 + D_3^2)$$

将 LV_1 进一步放大, 可得:

$$LV_1 \leqslant (4 - \alpha)\mu + \theta + \varphi + \gamma + \nu + \sigma\beta(1 - S - I - R)I + \beta I +$$

$$\frac{1}{2}(D_1^2 + D_2^2 + D_3^2)$$

$$\leqslant (4 - \alpha)\mu + \theta + \varphi + \gamma + \nu + \sigma\beta + \beta + \frac{1}{2}(D_1^2 + D_2^2 + D_3^2)$$

$$= : C_1 \tag{3-5}$$

再选取 C^2-函数 $V_2 : \mathfrak{D} \to \mathbb{R}_+$

$$V_2 = \frac{1}{S + I + R} + \frac{1}{1 - S - I - R}$$

同样地, 根据 Itô 公式, 得:

$$LV_2 = \left[-\frac{1}{(S + I + R)^2} + \frac{1}{(1 - S - I - R)^2}\right][(1 - \alpha)\mu + \theta - \varphi S +$$

$$\sigma\beta(1 - S - I - R)I - (\mu + \theta)(S + I + R)] +$$

$$\left[\frac{1}{(S + I + R)^3} + \frac{1}{(1 - S - I - R)^3}\right](D_1^2 S^2 + D_2^2 I^2 + D_3^2 R^2)$$

$$= -\frac{(1 - \alpha)\mu + \theta}{(S + I + R)^2} + \frac{\varphi S}{(S + I + R)^2} - \frac{\sigma\beta(1 - S - I - R)I}{(S + I + R)^2} +$$

$$\frac{(1 - \alpha)\mu + \theta - (\mu + \theta)(S + I + R)}{(1 - S - I - R)^2} + \frac{\mu + \theta}{S + I + R} + \frac{\sigma\beta I}{1 - S - I - R} -$$

$$\frac{\varphi S}{(1 - S - I - R)^2} + \frac{D_1^2 S^2 + D_2^2 I^2 + D_3^2 R^2}{(S + I + R)^3} + \frac{D_1^2 S^2 + D_2^2 I^2 + D_3^2 R^2}{(1 - S - I - R)^3}$$

再将 LV_2 放大可得:

$$LV_2 \leqslant \frac{\mu + \varphi + \theta + D^2}{S + I + R} + \frac{\mu + \theta + \sigma\beta + D^2}{1 - S - I - R} \leqslant C_2 V_2 \qquad (3\text{-}6)$$

式中　$C_2 = \max\{\mu + \varphi + \theta + D^2, \mu + \theta + \sigma\beta + D^2\}$;

$D^2 = \max\{D_1^2, D_2^2, D_3^2\}$。

取函数 $V = V_1 + V_2$, 结合等式 (3-5) 和式 (3-6), 则存在一个正常数 $C = \max\{C_1, C_2\}$ 使得:

$$LV = L(V_1 + V_2) \leqslant C_1 + C_2 V_2 \leqslant C + CV$$

令函数 $\tilde{V} = \mathrm{e}^{-Ct}(1 + V)^{[128]}$, 从而可以得到:

$$L\tilde{V} = -C\mathrm{e}^{-Ct}(1 + V) + \mathrm{e}^{-Ct}LV \leqslant 0$$

利用随机积分和伊藤公式, 得:

$$\int_0^{t \wedge \tau_k} \mathrm{d}[\tilde{V}(S(r), I(r), R(r))] = \int_0^{t \wedge \tau_k} L\tilde{V}(S(r), I(r), R(r))\mathrm{d}r + M_{t \wedge \tau_k}$$

$$= \tilde{V}(S(t \wedge \tau_k), I(t \wedge \tau_k), R(t \wedge \tau_k)) - \tilde{V}(S(0), I(0), R(0))$$

$$(3\text{-}7)$$

式中, $M_{t \wedge \tau_k}$ 是一个连续的局部鞅, 且初始值为 0。

对等式 (3-7) 取期望可得:

$$E\tilde{V}(S(t \wedge \tau_k), I(t \wedge \tau_k), R(t \wedge \tau_k))$$

$$= \tilde{V}(S(0), I(0), R(0)) + E \int_0^{t \wedge \tau_k} L\tilde{V}(S(r), I(r), R(r))\mathrm{d}r$$

$$\leqslant \tilde{V}(S(0), I(0), R(0)) \qquad (3\text{-}8)$$

对所有的 $k \geqslant k_1$, 记集合 $\Lambda_k = \{\omega : \tau_k \leqslant T\}$, 再结合不等式 (3-4), 有 $P(\Lambda_k) \geqslant \varepsilon$。对任意的 $\omega \in \Lambda_k$, $S(\tau_k, \omega)$, $I(\tau_k, \omega)$, $R(\tau_k, \omega)$, $S(\tau_k, \omega) + I(\tau_k, \omega) + R(\tau_k, \omega)$ 中至少有一个等于 $\frac{1}{k}$, 或者 $S(\tau_k, \omega) + I(\tau_k, \omega) + R(\tau_k, \omega)$ 等于 $1 - \frac{1}{k}$, 根据函数 V 的定义得到:

$$V(S(\tau_k, \omega), I(\tau_k, \omega), R(\tau_k, \omega)) \geqslant \min\left\{\frac{1}{k} - 1 + \log k, k\right\} \qquad (3\text{-}9)$$

结合等式 (3-8) 和式 (3-9) 得到:

$$\tilde{V}(S(0), I(0), R(0))e^{CT} \geqslant E\left[1_{\Lambda_k(\omega)}V(S(\tau_k,\omega), I(\tau_k,\omega), R(\tau_k,\omega))\right]$$

$$\geqslant \varepsilon \min\left\{\frac{1}{k}-1+\log k, k\right\}$$

式中, $1_{\Lambda_k(\omega)}$ 是集合 $\Lambda_k(\omega)$ 的示性函数。令 $k \to \infty$, 则导出矛盾

$$\infty > \tilde{V}(S(0), I(0), R(0))e^{CT} \geqslant \infty$$

因此, 证明得到 $\tau_\infty = \infty$ 几乎必然成立, 从而定理 3.1 得证。

3.4　在无病平衡点附近的动力学性质

从文献 [122] 知, E_0 是确定性模型 (3-2) 的无病平衡点, 但是根据随机微分方程的平凡解的定义[30] 知, E_0 不再是随机模型 (3-3) 的平凡解, 即随机模型 (3-3) 不存在无病平衡点。对于确定性模型而言, 研究无病平衡点的全局渐近稳定性, 能够反映疾病会在一段时间以后灭绝。然而由于随机模型 (3-3) 不存在无病平衡点, 为了研究疾病是否会灭绝, 分析随机模型 (3-3) 的解在确定性模型的无病平衡点 E_0 附近的动力学性质, 从而在一定程度上反映疾病灭绝的情况。

定理 3.2　如果

$$R_v = \frac{\beta[\mu+\theta+\sigma\varphi-\mu\alpha(1-\sigma)]}{(\mu+\gamma)(\mu+\theta+\varphi)} < 1, \ A_1 > 0, \ B_1 > 0, \ C_1 > 0$$

则随机模型 (3-3) 的解 $(S(t), I(t), R(t))$ 满足:

$$\limsup_{t\to\infty}\frac{1}{t}E\int_0^t \{A_1[S(r)-S_0]^2 + B_1 I^2(r) + C_1 R^2(r)\}\mathrm{d}r \leqslant 2D_1^2 S_0^2$$

式中　$A_1 = A - 2D_1^2, \ B_1 = B - \frac{1}{2}D_2^2;$

$$A = \mu+\varphi+\theta, \ B = \frac{\mu+\gamma+\theta-\sigma\beta}{4};$$

$$C_1 = C - \frac{(\mu+\nu)(\mu+\gamma+\theta-\sigma\beta)}{4\gamma^2}D_3^2;$$

$$C = \frac{(\mu+\nu)^2(\mu+\gamma+\theta-\sigma\beta)}{4\gamma^2} - \frac{(\nu-\theta)^2}{\mu+\varphi+\theta} - \frac{(\nu-\theta)^2}{2(\mu+\gamma+\theta-\sigma\beta)}\,。$$

证明 记 $x = (S, I, R)^{\mathrm{T}}$, 考虑 C^2-函数 $V_1(x), V_2(x), V_3(x), V_4(x) : \mathbb{R}_+^3 \to \mathbb{R}_+$

$$V_1(x) = \frac{1}{2}(S - S_0)^2, \; V_2(x) = I, \; V_3(x) = \frac{1}{2}R^2, \; V_4(x) = \frac{1}{2}(S - S_0 + I)^2$$

利用伊藤公式, 得:

$$LV_1 = (S - S_0)[(1-\alpha)\mu - \mu S - \beta S I - \varphi S + \theta(1 - S - I - R) + \nu R] + \frac{1}{2}D_1^2 S^2$$

$$= -(\mu + \varphi + \theta)(S - S_0)^2 - \beta I(S - S_0)^2 - (\beta S_0 + \theta)(S - S_0)I -$$

$$\theta(S - S_0)R + \nu(S - S_0)R + \frac{1}{2}D_1^2 S^2,$$

考虑 $-\beta I(S - S_0)^2 \leqslant 0$, 等式 LV_1 可以放大为:

$$LV_1 \leqslant -(\mu + \varphi + \theta)(S - S_0)^2 - (\beta S_0 + \theta)(S - S_0)I + (\nu - \theta)(S - S_0)R + \frac{1}{2}D_1^2 S^2 \quad (3\text{-}10)$$

同样地, 根据伊藤公式可得:

$$LV_2 = \beta S I + \sigma \beta (1 - S - I - R)I - (\mu + \gamma)I$$

$$\leqslant \beta S I + \sigma \beta (1 - S)I - (\mu + \gamma)I$$

$$= \beta(1 - \sigma)(S - S_0)I + [\beta S_0 + \sigma \beta(1 - S_0) - (\mu + \gamma)]I$$

$$= \beta(1 - \sigma)(S - S_0)I + (\mu + \gamma)(R_v - 1)I$$

由于 $R_v < 1$, 则有:

$$LV_2 \leqslant \beta(1 - \sigma)(S - S_0)I \quad (3\text{-}11)$$

再次利用伊藤公式分别得到:

$$LV_3 = \gamma I R - (\mu + \nu)R^2 + \frac{1}{2}D_3^2 R^2$$

$$\leqslant -\frac{1}{2}(\mu + \nu)R^2 + \frac{\gamma^2}{2(\mu + \nu)}I^2 + \frac{1}{2}D_3^2 R^2 \quad (3\text{-}12)$$

$$LV_4 = -(\mu + \varphi + \theta)(S - S_0)^2 - (2\mu + \gamma + \varphi + 2\theta)(S - S_0)I + (\nu - \theta)(S - S_0)R +$$

$$\sigma \beta(1 - S - I - R)(S - S_0)I - (\mu + \gamma + \theta)I^2 + (\nu - \theta)IR +$$

$$\sigma \beta(1 - S - I - R)I^2 + \frac{1}{2}D_1^2 S^2 + \frac{1}{2}D_2^2 I^2 \quad (3\text{-}13)$$

从式 (3-13) 可知, 因为 $1 - S - I - R \leqslant 1$, 所以 $\sigma\beta(1 - S - I - R)I^2 \leqslant \sigma\beta I^2$; 如果 $(S - S_0)I \geqslant 0$, 则 $\sigma\beta(1 - S - I - R)(S - S_0)I \leqslant \sigma\beta(S - S_0)I$; 如果 $(S - S_0)I < 0$, 则 $\sigma\beta(1 - S - I - R)(S - S_0)I \leqslant 0$。记

$$\chi = \begin{cases} 1, & \text{如果 } (S - S_0)I \geqslant 0, \\ 0, & \text{其他} \end{cases}$$

因此 $\sigma\beta(1 - S - I - R)(S - S_0)I \leqslant \sigma\beta\chi(S - S_0)I$, 且

$$LV_4 \leqslant - (\mu + \varphi + \theta)(S - S_0)^2 - (2\mu + \gamma + \varphi + 2\theta - \sigma\beta\chi)(S - S_0)I +$$

$$(\nu - \theta)IR + (\nu - \theta)(S - S_0)R - (\mu + \gamma + \theta - \sigma\beta)I^2 +$$

$$\frac{1}{2}D_1^2 S^2 + \frac{1}{2}D_2^2 I^2 \tag{3-14}$$

根据不等式 (3-10) 和式 (3-11) 可得:

$$L\left[V_1 + \frac{\beta S_0 + \theta}{\beta(1 - \sigma)}V_2\right] \leqslant -(\mu + \varphi + \theta)(S - S_0)^2 + (\nu - \theta)(S - S_0)R + \frac{1}{2}D_1^2 S^2 \tag{3-15}$$

因为 $R_v < 1$, $\sigma\beta = \sigma\beta(S_0 + V_0) \leqslant \beta S_0 + \sigma\beta V_0 < \mu + \gamma$, 则有 $\dfrac{2\mu + \gamma + \varphi + 2\theta - \sigma\beta\chi}{\beta(1 - \sigma)} > 0$。再由不等式 (3-11) 和式 (3-14) 得到:

$$L\left[\frac{2\mu + \gamma + \varphi + 2\theta - \sigma\beta\chi}{\beta(1 - \sigma)}V_2 + V_4\right]$$

$$\leqslant - (\mu + \varphi + \theta)(S - S_0)^2 + (\nu - \theta)(S - S_0)R -$$

$$(\mu + \gamma + \theta - \sigma\beta)I^2 + (\nu - \theta)IR + \frac{1}{2}D_1^2 S^2 + \frac{1}{2}D_2^2 I^2 \tag{3-16}$$

根据不等式 (3-15) 式 (3-16) 可得:

$$L\left\{\left[V_1 + \frac{\beta S_0 + \theta}{\beta(1 - \sigma)}V_2\right] + \left[\frac{2\mu + \gamma + \varphi + 2\theta - \sigma\beta\chi}{\beta(1 - \sigma)}V_2 + V_4\right]\right\}$$

$$\leqslant - 2(\mu + \varphi + \theta)(S - S_0)^2 + 2(\nu - \theta)(S - S_0)R + (\nu - \theta)IR -$$

$$(\mu + \gamma + \theta - \sigma\beta)I^2 + D_1^2 S^2 + \frac{1}{2}D_2^2 I^2$$

$$\leqslant - (\mu + \varphi + \theta)(S - S_0)^2 - \frac{\mu + \gamma + \theta - \sigma\beta}{2}I^2 +$$

$$\left[\frac{(\nu - \theta)^2}{\mu + \varphi + \theta} + \frac{(\nu - \theta)^2}{2(\mu + \gamma + \theta - \sigma\beta)} \right] R^2 + D_1^2 S^2 + \frac{1}{2} D_2^2 I^2 \tag{3-17}$$

最后, 选取 C^2- 函数 $V : \mathbb{R}_+^3 \to \mathbb{R}_+$

$$V = \left[V_1 + \frac{\beta S_0 + \theta}{\beta(1 - \sigma)} V_2 \right] + \left[\frac{2\mu + \gamma + \varphi + 2\theta - \sigma\beta\chi}{\beta(1 - \sigma)} V_2 + V_4 \right] +$$
$$\frac{(\mu + \nu)(\mu + \gamma + \theta - \sigma\beta)}{2\gamma^2} V_3$$

根据不等式 (3-12) 和式 (3-17) 得到:

$$LV \leqslant -A(S - S_0)^2 - BI^2 - CR^2 + D_1^2 S^2 + \frac{1}{2} D_2^2 I^2 + \frac{(\mu + \nu)(\mu + \gamma + \theta - \sigma\beta)}{4\gamma^2} D_3^2 R^2 \tag{3-18}$$

将 $S^2 = (S - S_0 + S_0)^2 \leqslant 2(S - S_0)^2 + 2S_0^2$ 代入不等式 (3-18), 得:

$$LV \leqslant -A_1(S - S_0)^2 - B_1 I^2 - C_1 R^2 + 2D_1^2 S_0^2 \tag{3-19}$$

根据伊藤公式, 将 dV 从 0 到 t 进行积分, 并取期望得到:

$$EV(t) - V(0) = E \int_0^t LV(r) dr$$
$$\leqslant - E \int_0^t [A_1(S(r) - S_0)^2 + B_1 I^2(r) + C_1 R^2(r)] dr + 2D_1^2 S_0^2 t$$

所以

$$\limsup_{t \to \infty} \frac{1}{t} E \int_0^t [A_1(S(r) - S_0)^2 + B_1 I^2(r) + C_1 R^2(r)] dr \leqslant 2D_1^2 S_0^2$$

注释 3.1 从定理 3.2 知, 当环境白噪声的强度很小且基本再生数小于 1 (即 $R_v < 1$) 时, 在随机模型 (3-3) 中, 疾病几乎必然灭绝; 然而, 在确定性模型 (3-2) 中, 由于后向分支的存在, 疾病有可能会持久存在, 从而表明环境中随机因素的干扰有可能会抑制疾病的爆发。当 $R_v < 1$, $A_1 > 0$, $B_1 > 0$, $C_1 > 0$ 时, 随机模型 (3-3) 的解在确定性模型的无病平衡点 E_0 附近波动, 其波动幅度正比于高斯白噪声强度 D_1 的平方, 且噪声强度 D_1 越小, 波动幅度越小。从生物学的角度解释, 若易感者类的比例 $S(t)$ 受到环境白噪声的影响越小, 则随机模型 (3-3) 的解越接近确定性模型 (3-2) 的无病平衡点 E_0。如果不考虑环境噪声对易感者类 $S(t)$ 的干扰, 即 $D_1 = 0$, 则无病平衡点 E_0 成为随机模型 (3-3) 的平凡解有:

$$LV \leqslant -A(S - S_0)^2 - B_1 I^2 - C_1 R^2$$

此时, 如果 $R_v < 1$, $B_1 > 0$, $C_1 > 0$, 则随机模型 (3-3) 的无病平衡点 E_0 是大范围随机渐近稳定的。

注释 3.2 根据文献 [44,129] 知, 噪声强度是衡量随机干扰幅度的一个标准。因此, 在随机模型 (3-3) 中, 环境白噪声的强度 D_1、D_2、D_3 分别表示为环境中的随机因素对易感者类 $S(t)$、感染者类 $I(t)$、恢复者类 $R(t)$ 的随机扰动力度。从定理 3.2 知, 当 $R_v < 1$, $A_1 > 0$, $B_1 > 0$, $C_1 > 0$ 成立时, 随机模型 (3-3) 的解在确定性模型的无病平衡点 E_0 的一个小的邻域内波动, 一定程度上表明疾病几乎必然灭绝。注意到确定性模型的基本再生数 R_v 与随机干扰无关, 从疾病几乎必然灭绝的充分条件 $A_1 > 0$, $B_1 > 0$, $C_1 > 0$ 中, 得到噪声强度 D_1, D_2, D_3 满足:

$$0 \leqslant D_1 < \sqrt{\frac{A}{2}} = \sqrt{\frac{\mu + \varphi + \theta}{2}},$$

$$0 \leqslant D_2 < \sqrt{2B} = \sqrt{\frac{\mu + \gamma + \theta - \sigma\beta}{2}},$$

$$0 \leqslant D_3 < \sqrt{\frac{4\gamma^2}{(\mu + \nu)(\mu + \gamma + \theta - \sigma\beta)} C}$$

例 3.1 假设单位时间为 1 天, 首先选取噪声强度分别为: $D_1 = 0.1$, $D_2 = 0.1$, $D_3 = 0.008$。选取参数值为:

$$\beta = 0.4, \ \gamma = \frac{1}{21}, \ \mu = \frac{1}{365 \times 75}, \ \alpha = 0.9, \ \nu = \theta = \frac{1}{350}, \ \varphi = 0.04, \ \sigma = 0.03,$$

除了 θ 和 ν 的值, 其他参数值均选自文献 [122]。计算得到:

$$R_v = \frac{\beta[\mu + \theta + \sigma\varphi - \mu\alpha(1 - \sigma)]}{(\mu + \gamma)(\mu + \theta + \varphi)} = 0.7948 < 1$$

且有

$$A = 0.0429 > 2D_1^2 = 0.02, \ B = 0.0096 > \frac{1}{2}D_2^2 = 0.005$$

$$C = 3.6 \times 10^{-5} > \frac{(\mu + \nu)(\mu + \gamma + \theta - \sigma\beta)}{4\gamma^2} D_3^2 = 7.86 \times 10^{-8}$$

从而 $A_1 > 0$, $B_1 > 0$, $C_1 > 0$, 即定理 3.2 的条件成立。利用 Euler–Maruyama (EM) 方法[104], 得到随机模型 (3-3) 的解在确定性模型 (3-2) 的无病平衡点 E_0 附近波动的数值模拟结果, 如图 3-1 所示。

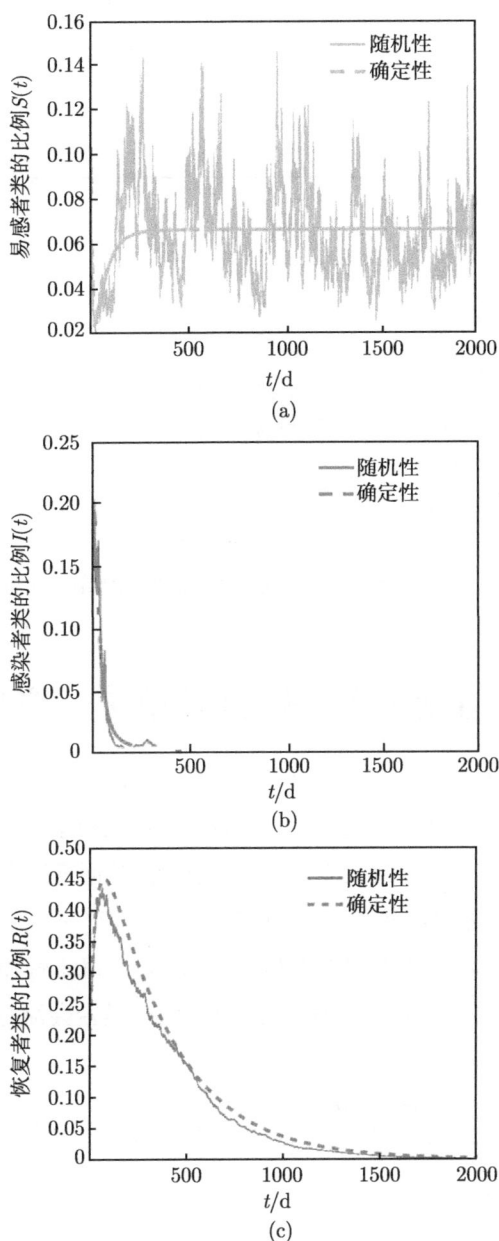

图 3-1 随机模型 (3-3) 和确定性模型 (3-2) 的解的数值模拟结果

(a) $S(0) = 0.1$; (b) $I(0) = 0.2$; (c) $R(0) = 0.2$

图3-1彩图

例 3.2 根据文献 [27, 130] 中对疾病灭绝时间估计的数值方法, 对随机模型 (3-3) 中疾病的灭绝时间 T 进行了计算。选取所有参数值如例 3.1。数值模拟是基于 1000 条样本路径, 且每一条样本轨道迭代了 2×10^5 次, 步长选取为 0.01, 从而得到疾病灭绝时间 T 的概率分布直方图 (见图 3-2), 通过计算可得疾病的平均灭绝时间为 $\bar{T} = 159.4990$ 天。

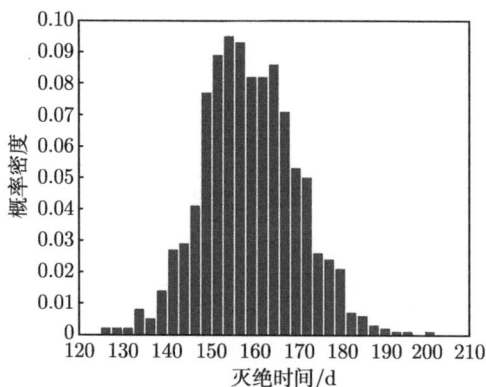

图 3-2　随机模型 (3-3) 中疾病灭绝时间的概率分布直方图

3.5　在地方病平衡点附近的动力学性质

对于传染病模型的动力学研究中, 除了考虑疾病何时会灭绝, 同样关心疾病何时会流行。从文献 [122] 知, 当 $R_v > 1$ 时, 确定性模型 (3-2) 存在唯一的地方病平衡点 $E^* = (S^*, I^*, R^*)$, 且是全局渐近稳定的, 从而表明疾病持久。但是根据随机微分方程的平凡解的定义[30] 知, 地方病平衡点 E^* 不再是随机模型 (3-3) 的平凡解。为此, 这部分内容主要研究随机模型 (3-3) 在确定性模型的地方病平衡点 E^* 附近的动力学性质, 进而在一定程度上反映疾病是否会流行。

定理 3.3　　如果

$$R_v = \frac{\beta[\mu + \theta + \sigma\varphi - \mu\alpha(1-\sigma)]}{(\mu+\gamma)(\mu+\theta+\varphi)} > 1, \ \theta < \nu, \ \sigma\beta V^* \leqslant \mu + \theta$$

则随机模型 (3-3) 的解满足:

$$\limsup_{t \to \infty} \frac{1}{t} E \int_0^t [C_1(S(r) - S^*)^2 + C_2(I(r) - I^*)^2 + C_3(R(r) - R^*)^2] \mathrm{d}r \leqslant C_4$$

式中, C_1、C_2、C_3、C_4 的表达式为:

$$C_1 = \frac{2\mu + \varphi + \theta + \nu}{\nu - \theta}(\mu + \varphi + \theta - D_1^2)$$

$$C_2 = \frac{\sigma(2\mu + \varphi + 2\theta - \sigma\beta V^*)}{1 - \sigma} + \frac{\sigma(2\mu + \varphi + 2\theta)(\beta S^* + \theta)}{(\nu - \theta)(1 - \sigma)} + \mu + \theta - \sigma\beta V^* - D_2^2$$

$$C_3 = \frac{\sigma(2\mu + \varphi + 2\theta - \sigma\beta V^*)}{\gamma(1 - \sigma)}(\mu + \nu - D_3^2) + \frac{\sigma(2\mu + \varphi + 2\theta)(\beta S^* + \theta)}{\gamma(\nu - \theta)(1 - \sigma)}(\mu + \nu - D_3^2) +$$

$$\frac{2\mu + 2\theta - \sigma\beta V^*}{\gamma}(\mu + \nu - D_3^2) + \mu + \theta - D_3^2$$

$$C_4 = \frac{2\mu + \varphi + \theta + \nu}{\nu - \theta}D_1^2(S^*)^2 + \left[\frac{2\mu + \varphi + 2\theta - \sigma\beta V^*}{2\beta(1 - \sigma)} + \frac{(2\mu + \varphi + 2\theta)(\beta S^* + \theta)}{2\beta(\nu - \theta)(1 - \sigma)} + I^*\right]D_2^2 I^* +$$

$$\left[\frac{\sigma(2\mu + \varphi + 2\theta - \sigma\beta V^*)}{\gamma(1 - \sigma)} + \frac{\sigma(2\mu + \varphi + 2\theta)(\beta S^* + \theta)}{\gamma(\nu - \theta)(1 - \sigma)} + \right.$$

$$\left. \frac{2\mu + 2\theta - \sigma\beta V^*}{\gamma} + 1\right]D_3^2(R^*)^2 \tag{3-20}$$

且假定 C_1、C_2、C_3、C_4 均为正值。

证明　易知, 当 $R_v > 1$ 时, 确定性模型 (3-2) 存在唯一的地方病平衡点 $E^* = (S^*, I^*, R^*)$, 满足:

$$(1 - \alpha)\mu - \mu S^* - \beta S^* I^* - \varphi S^* + \theta(1 - S^* - I^* - R^*) + \nu R^* = 0$$

$$\beta S^* + \sigma\beta(1 - S^* - I^* - R^*) - (\mu + \gamma) = 0$$

$$\gamma I^* - (\mu + \nu)R^* = 0$$

$$1 - S^* - I^* - R^* = V^*$$

记 $x = (S, I, R)^{\mathrm{T}}$, 选取 C^2- 函数 $V_1(x), V_2(x), V_3(x), V_4(x)$: $\mathbb{R}_+^3 \to \mathbb{R}_+$

$$V_1 = I - I^* - I^* \log\left(\frac{I}{I^*}\right), \ V_2 = \frac{1}{2}(S - S^*)^2, \ V_3 = \frac{1}{2}(R - R^*)^2,$$

$$V_4 = \frac{1}{2}\big[(S - S^*) + (I - I^*) + (R - R^*)\big]^2$$

对函数 V_1, V_2, 应用伊藤公式, 得:

$$LV_1 = \beta(1 - \sigma)(S - S^*)(I - I^*) - \sigma\beta(I - I^*)^2 - \sigma\beta(I - I^*)(R - R^*) + \frac{1}{2}I^* D_2^2 \tag{3-21}$$

$$LV_2 = -(\mu + \varphi + \theta)(S - S^*)^2 - \beta I(S - S^*)^2 - (\beta S^* + \theta)(S - S^*)(I - I^*) +$$

$$(\nu - \theta)(S - S^*)(R - R^*) + \frac{1}{2}D_1^2 S^2 \tag{3-22}$$

由 $-\beta I(S - S^*)^2 \leqslant 0$, LV_2 可以放大为:

$$LV_2 \leqslant -(\mu + \varphi + \theta)(S - S^*)^2 - (\beta S^* + \theta)(S - S^*)(I - I^*)+$$

$$(\nu - \theta)(S - S^*)(R - R^*) + \frac{1}{2}D_1^2 S^2 \tag{3-23}$$

同样地, 对函数 V_3, V_4, 应用伊藤公式可得:

$$LV_3 = \gamma(I - I^*)(R - R^*) - (\mu + \nu)(R - R^*)^2 + \frac{1}{2}D_3^2 R^2 \tag{3-24}$$

$$LV_4 = (S - S^* + I - I^* + R - R^*)[-(\mu + \varphi + \theta)(S - S^*) - (\mu + \theta)(I - I^*)-$$

$$(\mu + \theta)(R - R^*) + \sigma\beta V^*(I - I^*) - \sigma\beta I(S - S^* + I - I^* + R - R^*)]+$$

$$\frac{1}{2}D_1^2 S^2 + \frac{1}{2}D_2^2 I^2 + \frac{1}{2}D_3^2 R^2 \tag{3-25}$$

由 $-\sigma\beta I(S - S^* + I - I^* + R - R^*)^2 \leqslant 0$, LV_4 可以放大为:

$$LV_4 \leqslant (S - S^* + I - I^* + R - R^*)[-(\mu + \varphi + \theta)(S - S^*) - (\mu + \theta)(I - I^*)-$$

$$(\mu + \theta)(R - R^*) + \sigma\beta V^*(I - I^*)] + \frac{1}{2}D_1^2 S^2 + \frac{1}{2}D_2^2 I^2 + \frac{1}{2}D_3^2 R^2$$

$$= -(\mu + \varphi + \theta)(S - S^*)^2 - (\mu + \theta - \sigma\beta V^*)(I - I^*)^2 - (\mu + \theta)(R - R^*)^2-$$

$$(2\mu + \varphi + 2\theta - \sigma\beta V^*)(S - S^*)(I - I^*)-$$

$$(2\mu + 2\theta - \sigma\beta V^*)(I - I^*)(R - R^*)-$$

$$(2\mu + \varphi + 2\theta)(S - S^*)(R - R^*)+$$

$$\frac{1}{2}D_1^2 S^2 + \frac{1}{2}D_2^2 I^2 + \frac{1}{2}D_3^2 R^2 \tag{3-26}$$

根据等式 (3-21) 和式 (3-24) 可得:

$$L\left(V_1 + \frac{\sigma\beta}{\gamma}V_3\right) = \beta(1 - \sigma)(S - S^*)(I - I^*) - \sigma\beta(I - I^*)^2-$$

$$\frac{\sigma\beta(\mu + \nu)}{\gamma}(R - R^*)^2 + \frac{1}{2}I^* D_2^2 + \frac{\sigma\beta}{2\gamma}D_3^2 R^2 \tag{3-27}$$

再由式 (3-23) 和式 (3-27) 得到:

$$L\left[V_2 + \frac{\beta S^* + \theta}{\beta(1-\sigma)}\left(V_1 + \frac{\sigma\beta}{\gamma}V_3\right)\right]$$

$$\leqslant -(\mu+\varphi+\theta)(S-S^*)^2 - \frac{\sigma(\beta S^*+\theta)}{1-\sigma}(I-I^*)^2 - \frac{\sigma(\beta S^*+\theta)(\mu+\nu)}{\gamma(1-\sigma)}(R-R^*)^2+$$

$$(\nu-\theta)(S-S^*)(R-R^*) + \frac{1}{2}D_1^2 S^2 + \frac{\beta S^*+\theta}{2\beta(1-\sigma)}I^* D_2^2 + \frac{\sigma(\beta S^*+\theta)}{2\gamma(1-\sigma)}D_3^2 R^2$$

$$(3\text{-}28)$$

选取 C^2-函数 $V: \mathbb{R}_+^3 \to \mathbb{R}_+$

$$V = \frac{2\mu+\varphi+2\theta-\sigma\beta V^*}{\beta(1-\sigma)}\left(V_1 + \frac{\sigma\beta}{\gamma}V_3\right) + \frac{2\mu+\varphi+2\theta}{\nu-\theta}\left[V_2 + \frac{\beta S^*+\theta}{\beta(1-\sigma)}\left(V_1 + \frac{\sigma\beta}{\gamma}V_3\right)\right] +$$

$$\frac{2\mu+2\theta-\sigma\beta V^*}{\gamma}V_3 + V_4$$

则有:

$$LV \leqslant -\frac{(2\mu+\varphi+\theta+\nu)(\mu+\varphi+\theta)}{\nu-\theta}(S-S^*)^2 - \left[\frac{\sigma(2\mu+\varphi+2\theta-\sigma\beta V^*)}{1-\sigma}+\right.$$

$$\frac{\sigma(2\mu+\varphi+2\theta)(\beta S^*+\theta)}{(\nu-\theta)(1-\sigma)} + \mu + \theta - \sigma\beta V^*\Bigg](I-I^*)^2-$$

$$\left[\frac{\sigma(\mu+\nu)(2\mu+\varphi+2\theta-\sigma\beta V^*)}{\gamma(1-\sigma)} + \frac{\sigma(\mu+\nu)(2\mu+\varphi+2\theta)(\beta S^*+\theta)}{\gamma(\nu-\theta)(1-\sigma)}+\right.$$

$$\frac{(\mu+\nu)(2\mu+2\theta-\sigma\beta V^*)}{\gamma} + \mu + \theta\Bigg](R-R^*)^2 + \frac{2\mu+\varphi+2\theta}{2(\nu-\theta)}D_1^2 S^2+$$

$$\left[\frac{2\mu+\varphi+2\theta-\sigma\beta V^*}{2\beta(1-\sigma)} + \frac{(2\mu+\varphi+2\theta)(\beta S^*+\theta)}{2\beta(\nu-\theta)(1-\sigma)}\right]D_2^2 I^*+$$

$$\left[\frac{\sigma(2\mu+\varphi+2\theta-\sigma\beta V^*)}{2\gamma(1-\sigma)} + \frac{\sigma(2\mu+\varphi+2\theta)(\beta S^*+\theta)}{2\gamma(\nu-\theta)(1-\sigma)}+\right.$$

$$\frac{2\mu+2\theta-\sigma\beta V^*}{2\gamma}\Bigg]D_3^2 R^2 + \frac{1}{2}D_1^2 S^2 + \frac{1}{2}D_2^2 I^2 + \frac{1}{2}D_3^2 R^2 \qquad (3\text{-}29)$$

通过将

$$S^2 = (S-S^*+S^*)^2 \leqslant 2(S-S^*)^2 + 2(S^*)^2$$

$$I^2 = (I - I^* + I^*)^2 \leqslant 2(I - I^*)^2 + 2(I^*)^2$$

$$R^2 = (R - R^* + R^*)^2 \leqslant 2(R - R^*)^2 + 2(R^*)^2$$

代入式 (3-29) 得到:

$$LV \leqslant -C_1(S - S^*)^2 - C_2(I - I^*)^2 - C_3(R - R^*)^2 + C_4 \qquad (3\text{-}30)$$

式中, C_1、C_2、C_3、C_4 定义为式 (3-20)。

进一步可以得到:

$$EV(t) - V(0) = E \int_0^t LV(r)\mathrm{d}r$$

$$\leqslant -E \int_0^t [C_1(S(r) - S^*)^2 + C_2(I(r) - I^*)^2 + C_3(R(r) - R^*)^2]\mathrm{d}r + C_4 t$$

所以, 随机模型 (3-3) 的解满足:

$$\limsup_{t \to \infty} \frac{1}{t} E \int_0^t [C_1(S(r) - S^*)^2 + C_2(I(r) - I^*)^2 + C_3(R(r) - R^*)^2]\mathrm{d}r \leqslant C_4$$

从而定理 3.3 得证。

注释 3.3　从定理 3.3 知, 当 $R_v > 1$, $\theta < \nu$, $\sigma \beta V^* \leqslant \mu + \theta$, $C_1 > 0$, $C_2 > 0$, $C_3 > 0$ 时, 则随机模型 (3-3) 的解会围绕确定性模型 (3-2) 的地方病平衡点 E^* 波动, 且其波动幅度依赖于噪声强度的平方, 即 D_1^2、D_2^2、D_3^2。此时, 对于确定性模型 (3-2), 基本再生数大于 1, 则地方病平衡点 E^* 是全局渐近稳定的, 从而反映疾病是持久的。从生物学的角度解释, 如果环境白噪声的强度越弱, 则随机模型 (3-3) 的解越趋向于确定性模型 (3-2) 的地方病平衡点 E^*, 从而表明疾病会持久。由于 C_1、C_2、C_3 是依赖于噪声强度的, 为了使得定理 3.3 的条件成立, 即有 $C_1 > 0$, $C_2 > 0$, $C_3 > 0$ 成立, 则噪声强度 D_1、D_2、D_3 满足:

$$0 \leqslant D_1 < \sqrt{\mu + \varphi + \theta}$$

$$0 \leqslant D_2 < \sqrt{\frac{\sigma(2\mu+\varphi+2\theta-\sigma\beta V^*)}{1-\sigma} + \frac{\sigma(2\mu+\varphi+2\theta)(\beta S^*+\theta)}{(\nu-\theta)(1-\sigma)} + \mu+\theta-\sigma\beta V^*}$$

$$0 \leqslant D_3 < \sqrt{\frac{K(\mu+\nu) + (\mu+\theta)}{K+1}}$$

式中, $K=\dfrac{\sigma(2\mu+\varphi+2\theta-\sigma\beta V^*)}{\gamma(1-\sigma)}+\dfrac{\sigma(2\mu+\varphi+2\theta)(\beta S^*+\theta)}{\gamma(\nu-\theta)(1-\sigma)}+\dfrac{2\mu+2\theta-\sigma\beta V^*}{\gamma}$。

例 3.3　选取参数为 $\nu=\dfrac{1}{14}$, $\theta=\dfrac{1}{21}$, $\sigma=0.08$, 其他参数值同例 3.1。从而计算得到:

$$R_v=\frac{\beta[\mu+\theta+\sigma\varphi-\mu\alpha(1-\sigma)]}{(\mu+\gamma)(\mu+\theta+\varphi)}=4.8668>1$$

则确定性模型 (3-2) 存在唯一的地方病平衡点为:

$$E^*=(S^*,I^*,R^*)=(0.114,0.490,0.327),\ V^*=1-S^*-I^*-R^*=0.069$$

因为

$$\mu+\theta-\sigma\beta V^*=0.0454>0, C_1=0.5190>0, C_2=0.0931>0, C_3=0.2736>0, \theta<\nu$$

则定理 3.3 的条件成立, 从而随机模型 (3-3) 的解在确定性模型 (3-2) 的地方病平衡点 E^* 的小的邻域内震动, 表明疾病持久。利用 Euler–Maruyama (EM) 方法, 得到数值模拟结果 (见图 3-3), 进一步验证了所得结论。

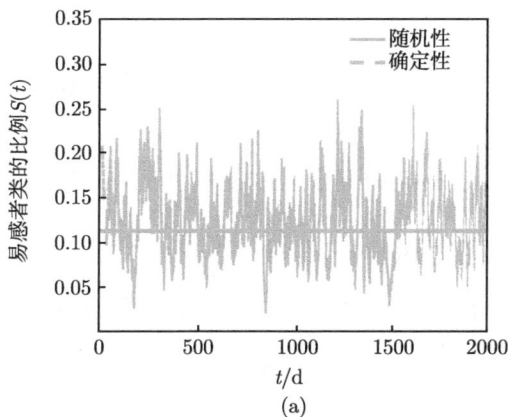

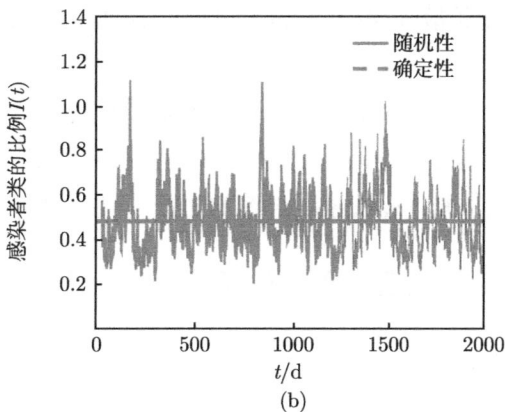

(a)

(b)

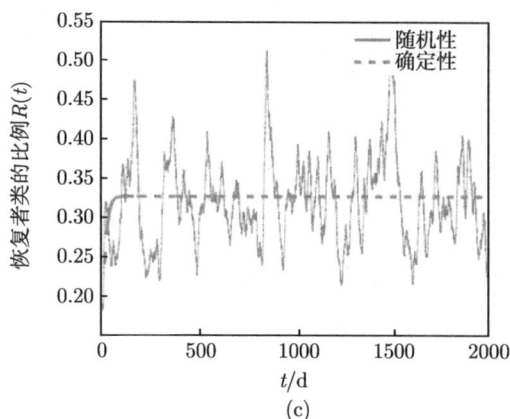

图 3-3　随机模型 (3-3) 和确定性模型 (3-2) 的解的数值模拟结果
(a) $S(0) = 0.2$; (b) $I(0) = 0.2$; (c) $R(0) = 0.2$

接下来利用 Hasminskii 的理论知识[29], 分析随机模型 (3-3) 存在唯一的具有遍历性质的平稳分布, 同样可以反映疾病的流行。从引理 1.2 知, 只需证明条件 (1) 和 (2) 成立。

定理 3.4　假设定理 3.3 的条件成立, 则随机模型 (3-3) 存在唯一的平稳分布, 且具有遍历性。

证明　首先, 随机模型 (3-3) 的扩散项系数 $g(x)$ 可以表示为:

$$g(x) = \begin{pmatrix} D_1 S & 0 & 0 \\ 0 & D_2 I & 0 \\ 0 & 0 & D_3 R \end{pmatrix}, x = (S, I, R)^{\mathrm{T}} \in \mathfrak{D}$$

显然 $g(x)$ 的秩是 3, 记扩散阵 $A(x) = g(x)g^{\mathrm{T}}(x)$, 则 $A(x)$ 在集合 $\mathfrak{D}$ 内是正定的, 即其最小特征值是非零的。

根据引理 1.2 可知, 只需证明存在一个正定的随机 Lyapunov 函数 $V(x)$ 和一个紧集 $U \subset \mathfrak{D}$, 使得当 $x \in \mathfrak{D} \setminus U$ 时, $LV(x) \leqslant -c$, 其中 c 是正常数。从定理 3.3 的证明中发现, 正定的随机 Lyapunov 函数 $V : \mathbb{R}_+^3 \to \mathbb{R}_+$ 表示为:

$$V = \frac{2\mu + \varphi + 2\theta - \sigma\beta V^*}{\beta(1-\sigma)}\left(V_1 + \frac{\sigma\beta}{\gamma}V_3\right) + \frac{2\mu + \varphi + 2\theta}{\nu - \theta}\left[V_2 + \frac{\beta S^* + \theta}{\beta(1-\sigma)}\left(V_1 + \frac{\sigma\beta}{\gamma}V_3\right)\right] +$$
$$\frac{2\mu + 2\theta - \sigma\beta V^*}{\gamma}V_3 + V_4$$

其中

$$V_1 = I - I^* - I^* \log\left(\frac{I}{I^*}\right), \ V_2 = \frac{1}{2}(S - S^*)^2, \ V_3 = \frac{1}{2}(R - R^*)^2$$

$$V_4 = \frac{1}{2}[(S - S^*) + (I - I^*) + (R - R^*)]^2$$

由于

$$LV \leqslant -C_1(S - S^*)^2 - C_2(I - I^*)^2 - C_3(R - R^*)^2 + C_4 \qquad (3\text{-}31)$$

则椭圆

$$C_1(S - S^*)^2 + C_2(I - I^*)^2 + C_3(R - R^*)^2 = C_4$$

且全部位于 $\mathfrak{D}$。取紧集 $U \subset \mathfrak{D}$ 为包含椭圆的邻域的闭包, 从而存在一个正常数 $c > 0$ 使得对任意的 $x \in \mathfrak{D} \setminus U$, 则有:

$$C_1(S - S^*)^2 + C_2(I - I^*)^2 + C_3(R - R^*)^2 \geqslant C_4 + c$$

再由不等式 (3-31) 可知, 对任意的 $x \in \mathfrak{D} \setminus U$, 得:

$$LV(x) \leqslant -c < 0$$

式中, C_1、C_2、C_3、C_4 是正常数, 具体表达式见式 (3-20)。因此根据引理 1.2, 证明得到随机模型 (3-3) 存在唯一的平稳分布, 且具有遍历性。

例 3.4 选取参数值同例 3.3, 对随机模型 (3-3) 的解 $S(t)$、$I(t)$、$R(t)$ 的平稳分布进行数值模拟。在数值计算中, 模拟运行 2×10^6 次, 迭代步长为 0.001。随机模型 (3-3) 的解 $S(t)$、$I(t)$、$R(t)$ 的概率分布直方图如图 3-4 所示。计算可得 $S(t)$、$I(t)$、$R(t)$ 的样本均值分别为 0.1227、0.4687、0.3110, 以及样本标准差分别为 0.0374、0.1315、0.0576。从图 3-4 中可以看出, $S(t)$、$I(t)$、$R(t)$ 的分布是轻微的正偏态的, 相应的样本偏度值分别为 3.3923×10^{-4}、7.1535×10^{-4}、6.7283×10^{-4}, 且这些偏度值都是很小的。数值模拟结果表明 $S(t)$、$I(t)$、$R(t)$ 的分布几乎达到其平稳分布。另外同样对随机模型 (3-3) 的解 $S(t)$、$I(t)$、$R(t)$ 的正态 QQ 样本进行数值模拟 (见图 3-5), 表明 $S(t)$、$I(t)$、$R(t)$ 的样本点接近正态分布。

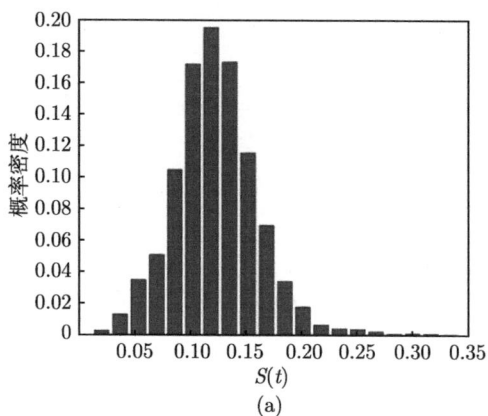

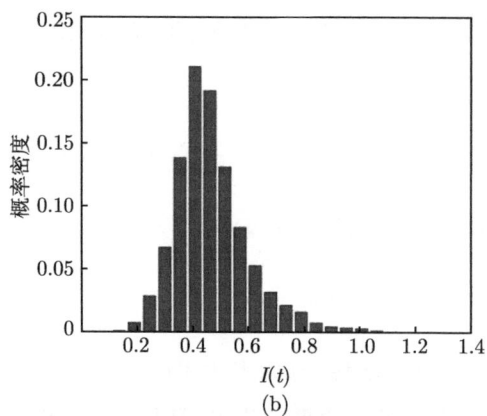

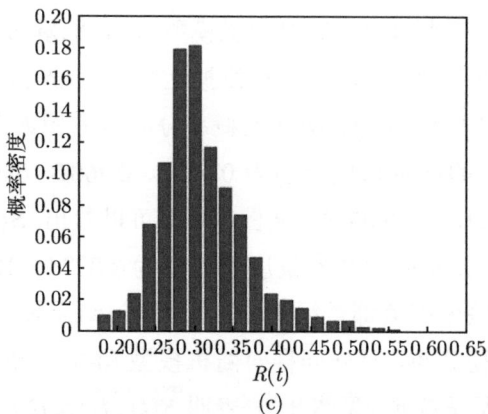

图 3-4　随机模型 (3-3) 的解 $S(t)$、$I(t)$、$R(t)$ 的概率分布直方图

(a) $S(0) = 0.2$; (b) $I(0) = 0.2$; (c) $R(0) = 0.2$

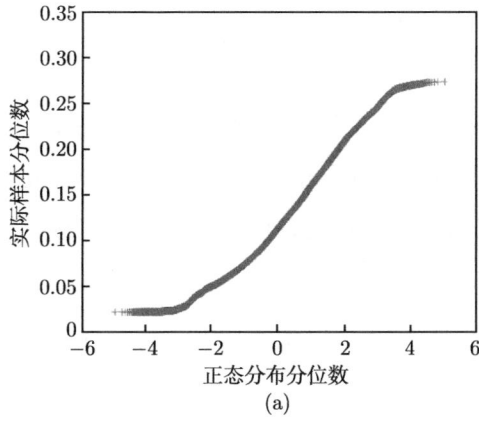

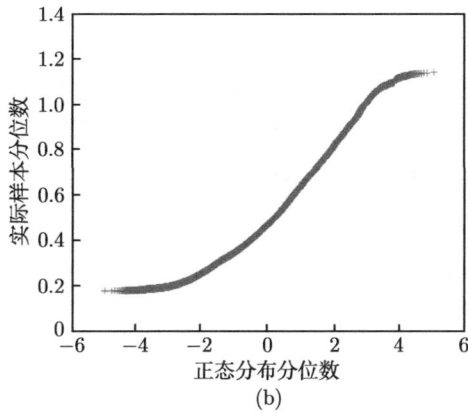

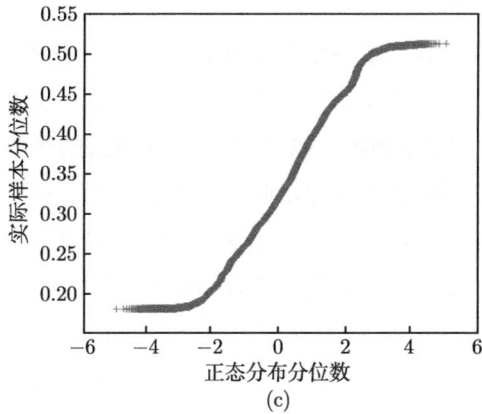

图 3-5 随机模型 (3-3) 的解 $S(t)$、$I(t)$、$R(t)$ 的正态 QQ 图

(a) $S(0) = 0.2$; (b) $I(0) = 0.2$; (c) $R(0) = 0.2$

3.6 数 值 分 析

3.6.1 随机模型和具有后向分支的确定性模型的数值比较

本节从数值上比较随机模型 (3-3) 和具有后向分支的确定性模型 (3-2) 的动力学性质。根据文献 [122] 知, 确定性模型 (3-2) 的地方病平衡点的存在性是由二次方程式 (3-32) 决定的。

$$P(I) = AI^2 + BI + C = 0 \tag{3-32}$$

式中
$$A = -\sigma\beta^2 \frac{\mu + \nu + \gamma}{\mu + \nu}$$

$$B = \sigma\beta^2 - \beta[\mu + \theta + \sigma(\mu + \gamma + \varphi)] - \frac{\beta\gamma}{\mu + \nu}(\mu + \theta + \sigma\varphi)$$

$$C = [\mu + \theta + \sigma\varphi - \mu\alpha(1 - \sigma)]\beta - (\mu + \gamma)(\mu + \theta + \varphi)$$

$$= (\mu + \gamma)(\mu + \theta + \varphi)(R_v - 1)$$

利用文献 [131-133] 中研究后向分支的方法, 令判别式 $B^2 - 4AC = 0$, 得到临界值 R_c, 可以表示为:

$$R_c = 1 + \frac{B^2}{4A(\mu + \gamma)(\mu + \theta + \varphi)}$$

如果存在参数值使得 $R_v < R_c < 1$ 成立, 则确定性模型 (3-2) 会出现后向分支。首先, 确定性模型 (3-2) 始终存在无病平衡点 E_0。此外, 当 $0 < R_v < R_c < 1$ 时, 确定性模型 (3-2) 不存在地方病平衡点, 且无病平衡点 E_0 是局部稳定的。当 $0 < R_c < R_v < 1$ 时, 确定性模型 (3-2) 存在两个地方病平衡点 $E_1 = (S_1, I_1, R_1)$ 和 $E_2 = (S_2, I_2, R_2)$, 不妨设 $I_1 < I_2$, 则在这种情况下无病平衡点 E_0 和地方病平衡点 E_2 是局部稳定的, 但是地方病平衡点 E_1 是不稳定的[134], 从而对于不同的初始值, 确定性模型 (3-2) 的解可能趋于无病平衡点 E_0 或者趋于地方病平衡点 E_2。当 $R_v > 1$ 时, 确定性模型 (3-2) 存在唯一的地方病平衡点 E^*。

因此接下来将从 $0 < R_v < R_c < 1$, $0 < R_c < R_v < 1$, $R_v > 1$ 三方面, 在数值上比较随机模型 (3-3) 和具有后向分支的确定性模型 (3-2) 的动力学行为。选取 σ 作为分支参数, 固定其他参数:

$$\beta = 0.4, \ \gamma = \frac{1}{21}, \ \mu = \frac{1}{365 \times 75}, \ \alpha = 0.9, \ \nu = \frac{1}{14}, \ \varphi = 0.04$$

$$\theta = \frac{1}{365}, \ D_1 = 0.1, \ D_2 = 0.1, \ D_3 = 0.008$$

第一种情况: $0 < R_v < R_c < 1$。选取 $\sigma = 0.03$, 计算得到 $0 < R_v = 0.7740 < R_c = 0.9618 < 1$, 则确定性模型 (3-2) 只存在无病平衡点 $E_0 = (0.06, 0, 0)$, 且是局部稳定的。由于 $C < 0$, 表明定理 3.2 的条件不成立, 尽管如此, 从数值模拟结果可知, 依然有随机模型 (3-3) 的解在确定性模型 (3-2) 的无病平衡点 E_0 附近波动, 从而表明疾病几乎必然灭绝, 如图 3-6 所示。

第二种情况: $0 < R_c < R_v < 1$。选取 $\sigma = 0.05$, 则有 $0 < R_c = 0.8627 < R_v = 0.9311 < 1$, 此时确定性模型 (3-2) 存在两个地方病平衡点 $E_1 = (S_1, I_1, R_1) = (0.08, 0.04, 0.02)$ 和 $E_2 = (S_2, I_2, R_2) = (0.09, 0.25, 0.166)$。从而对于不同的初始值, 确定性模型 (3-2) 的解可能趋于无病平衡点 E_0, 或者趋于地方病平衡点 E_2。如果选取初始值 $S(0) = 0.1, I(0) = 0.08, R(0) = 0.04$, 则在确定性模型 (3-2) 中, 疾病持久, 即确定性模型 (3-2) 的解趋于地方病平衡点 E_2, 如图 3-7 所示。如果选取初始值 $S(0) = 0.08, I(0) = 0.02, R(0) = 0.02$, 则在确定性模型 (3-2) 中, 疾病灭绝, 即确定性模型 (3-2) 的解趋于无病平衡点 E_0, 如图 3-8 所示。但是, 随机模型 (3-3) 的解始终会围绕确定性模型 (3-2) 的无病平衡点 E_0 波动, 即疾病几乎必然灭绝, 表明由于环境噪声的影响, 疾病灭绝, 在一定程度上反映环境白噪声的存在有可能会有利于疾病的灭绝。

第三种情况: $R_v > 1$。选取 $\sigma = 0.08$, 计算得到 $R_v = 1.1667 > 1$, 则确定性模型 (3-2) 存在唯一的地方病平衡点 $E^* = (S^*, I^*, R^*) = (0.098, 0.384, 0.256)$, 其中 $V^* = 1 - S^* - I^* - R^* = 0.262$, 表明疾病持久。由于 $\sigma\beta V^* = 0.0084 > \mu + \theta = 0.0028$, 则定理 3.3 的条件不成立, 但是数值模拟结果表明随机模型 (3-3) 的解依然会围绕确定性模型 (3-2) 的地方病平衡点 E^* 波动, 从而疾病持久, 如图 3-9 所示。

3.6.2 随机模型和具有前向分支的确定性模型的数值比较

如果不存在参数值使得 $R_v < R_c < 1$ 成立, 则此时确定性模型 (3-2) 不会出现后向分支, 即为具有前向分支的接种模型。本节将从数值上对随机模型 (3-3) 和具有前向分支的确定性模型 (3-2) 的动力学行为进行比较。在这种情况下, 当 $R_v < 1$ 时, 确定性模型 (3-2) 的无病平衡点 E_0 是全局渐近稳定的, 即疾病趋于灭绝; 当 $R_v > 1$ 时, 确定性模型 (3-2) 存在唯一的地方病平衡点 E^* 且是全局渐近

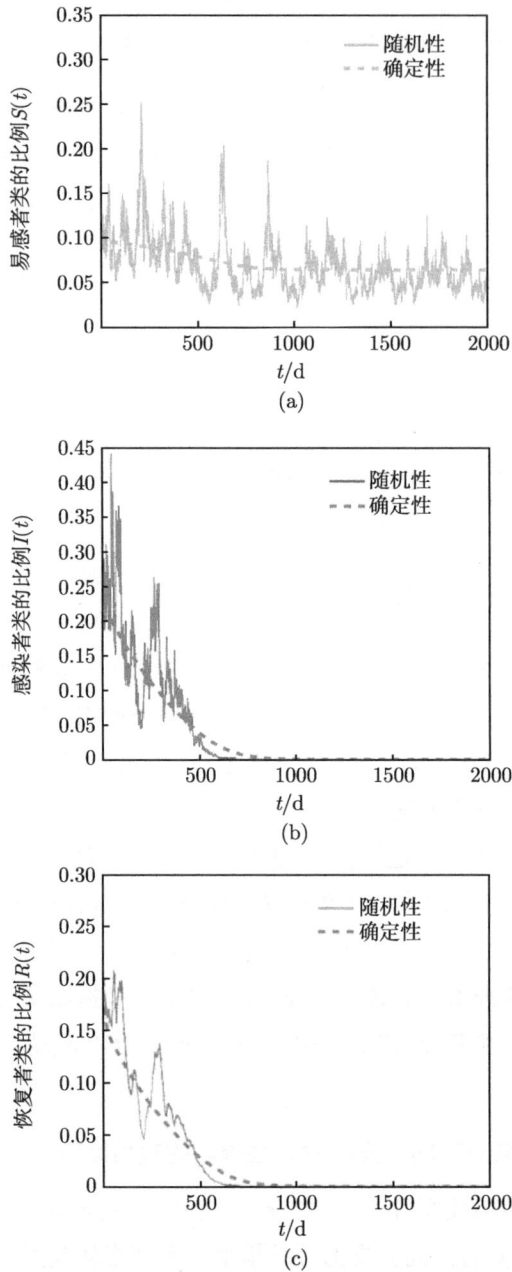

图 3-6　随机模型 (3-3) 和确定性模型 (3-2) 的解的数值模拟结果

(a) $S(0) = 0.1$; (b) $I(0) = 0.2$; (c) $R(0) = 0.2$

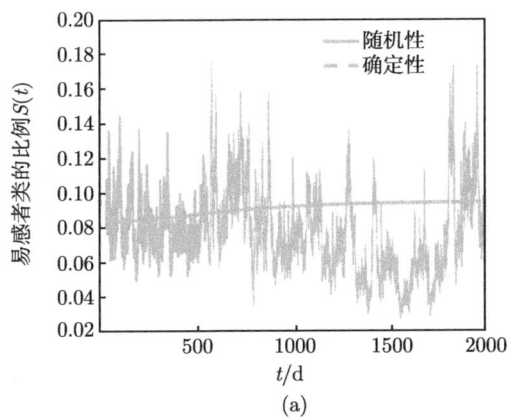

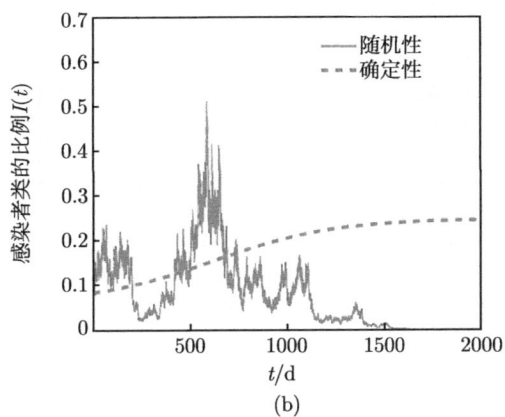

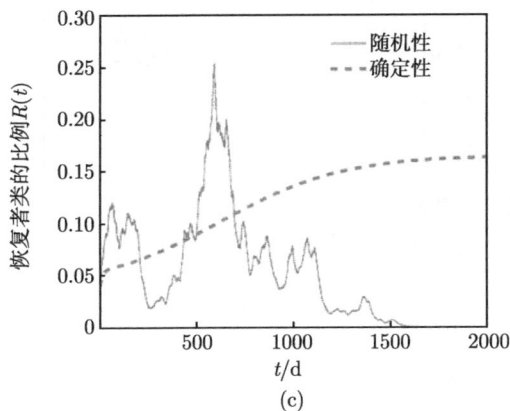

图 3-7 随机模型 (3-3) 的解在确定性模型 (3-2) 的无病平衡点 E_0 附近波动

(a) $S(0) = 0.1$; (b) $I(0) = 0.08$; (c) $R(0) = 0.04$

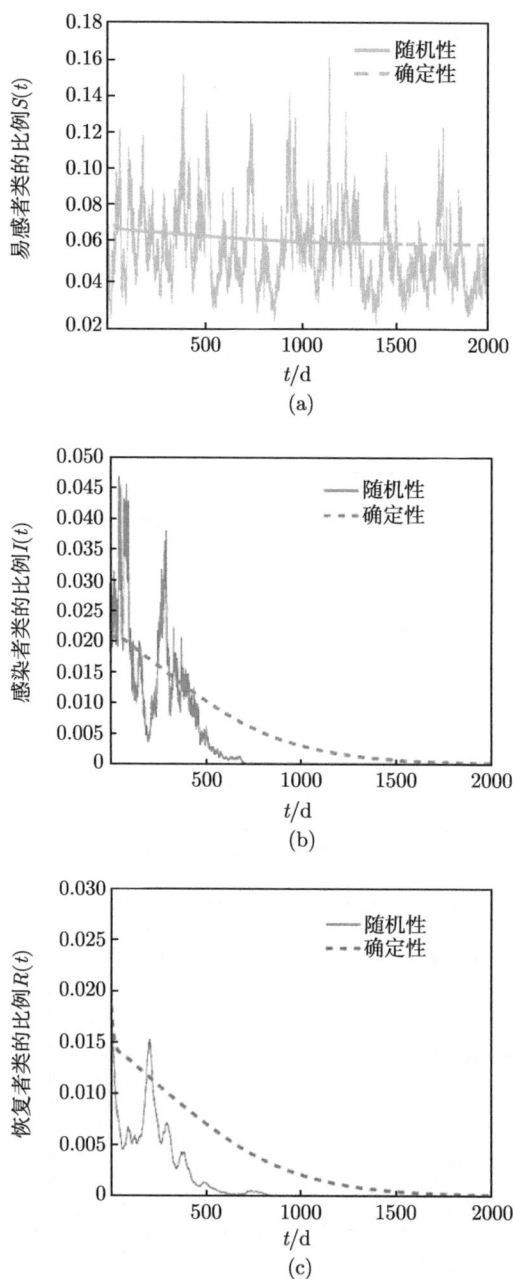

图 3-8　随机模型 (3-3) 的解在确定性模型 (3-2) 的无病平衡点 E_0 附近波动

(a) $S(0) = 0.08$; (b) $I(0) = 0.02$; (c) $R(0) = 0.02$

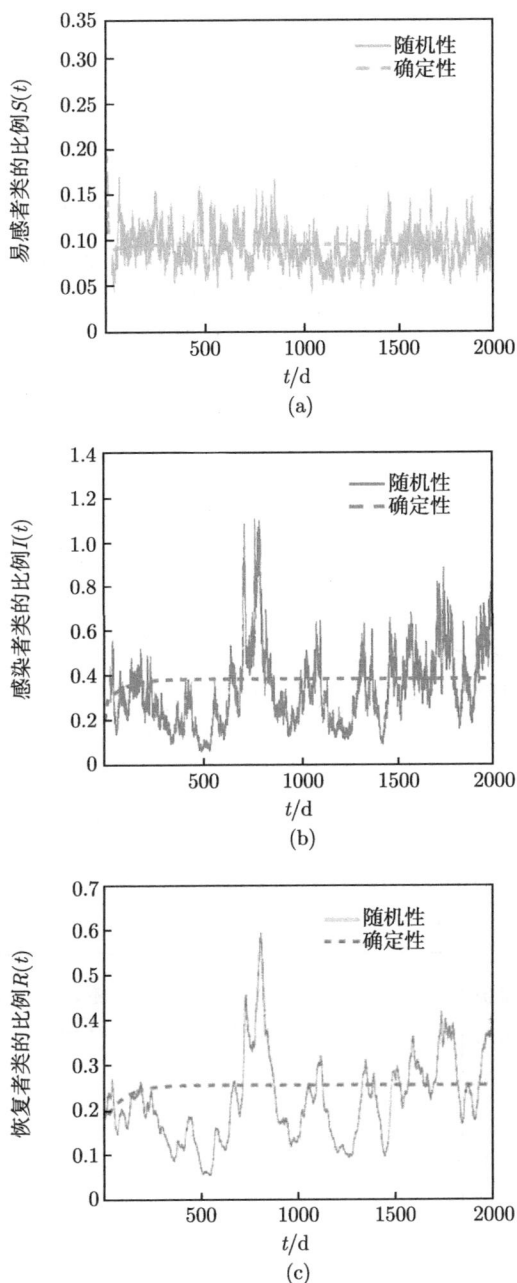

图 3-9 随机模型 (3-3) 的解在确定性模型 (3-2) 的地方病平衡点 E^* 附近波动

(a) $S(0) = 0.2$; (b) $I(0) = 0.2$; (c) $R(0) = 0.2$

稳定的, 即疾病持久存在。因此, 选取参数为:

$$\beta = 0.4,\ \gamma = \frac{1}{21},\ \mu = \frac{1}{365 \times 75},\ \alpha = 0.9,\ \nu = \theta = \frac{1}{365},\ \varphi = 0.1,\ \sigma = 0.02$$

$$D_1 = 0.1,\ D_2 = 0.1,\ D_3 = 0.008$$

此时 $R_v = 0.3874 < 1$, 且有 $A_1 = 0.0828 > 0$, $B_1 = 0.0056 > 0$, $C_1 = 3.5195 \times 10^{-5} > 0$, 则定理 3.2 的条件成立, 从而随机模型 (3-3) 的解会在确定性模型 (3-2) 的无病平衡点 E_0 的一个小的邻域内波动, 表明疾病几乎必然灭绝, 如图 3-10 所示。对于 $R_v > 1$ 的情况, 数值结果类似于图 3-9, 故省略。

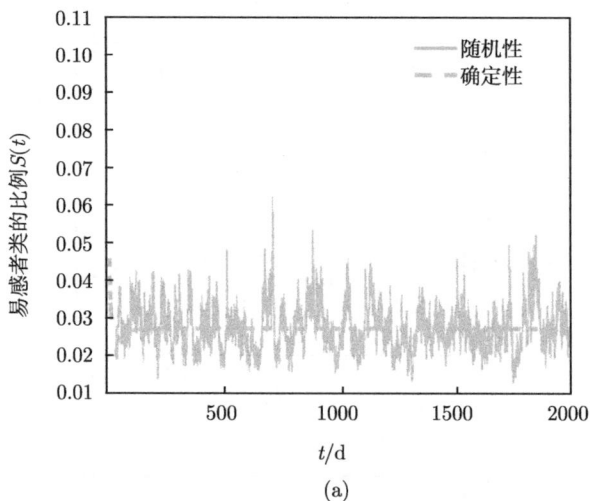

(a)

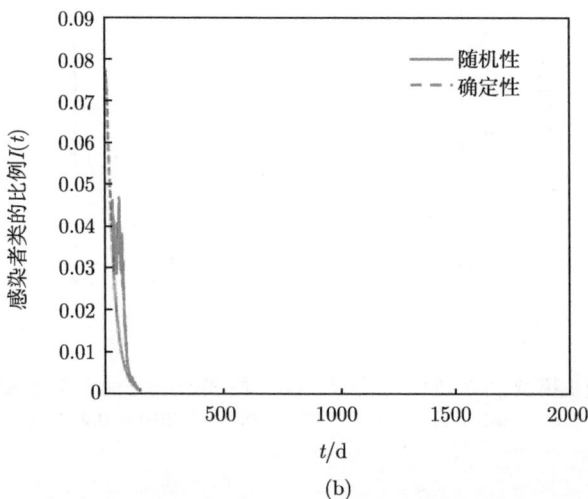

(b)

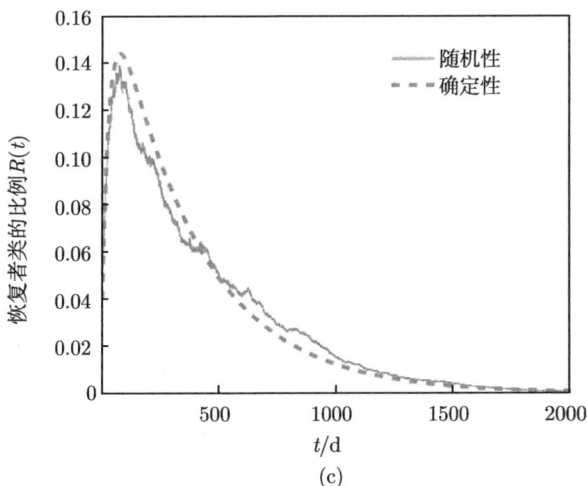

图3-10彩图

图 3-10 随机模型 (3-3) 的解在确定性模型 (3-2) 的无病平衡点 E_0 附近波动

(a) $S(0) = 0.1$; (b) $I(0) = 0.08$; (c) $R(0) = 0.04$

3.7 随机反应扩散模型

在传染病动力学的建模过程中, 不应该忽略疾病在空间的扩散, 即由于人口空间分布的不均匀性及在空间中的移动等所引起的。因此不仅要考虑疾病在时间方向上的演变, 还要结合空间内疾病所发生的变化。从而在确定性模型的基础上, 增加对空间的扩散项并附加一定类型的初始条件及边界条件, 基于偏微分方程, 建立传染病的反应扩散模型。为了进一步分析环境中的随机因素和个体的空间移动对疾病传播的影响, 将基于随机偏微分方程, 建立具有噪声项的反应扩散传染病模型。但是由于随机偏微分方程理论的复杂性, 仅在数值上对该随机反应扩散模型进行分析, 其理论方面的分析将会成为下一步的研究工作。令 Ψ 是 $\mathbb{R}^m (m \geqslant 1)$ 中的有界区域, 且具有光滑边界 $\partial\Psi$ (其中 $m > 1$), n 是边界 $\partial\Psi$ 的外单位法向量。因此, 具有噪声项的反应扩散模型可以表示为:

$$
\begin{cases}
\mathrm{d}S = \mathrm{d}_S\Delta S\mathrm{d}t + [(1-\alpha)\mu - \mu S - \beta SI - \varphi S + \\
\qquad \theta(1 - S - I - R) + \nu R]\mathrm{d}t + D_1 S\mathrm{d}W_1(t) \\
\mathrm{d}I = \mathrm{d}_I\Delta I\mathrm{d}t + [\beta SI + \sigma\beta(1 - S - I - R)I - (\mu + \gamma)I]\mathrm{d}t + \\
\qquad D_2 I\mathrm{d}W_2(t) \\
\mathrm{d}R = \mathrm{d}_R\Delta R\mathrm{d}t + [\gamma I - (\mu + \nu)R]\mathrm{d}t + D_3 R\mathrm{d}W_3(t)
\end{cases} \qquad x \in \Psi, t > 0
$$

$$(3\text{-}33)$$

具有非零初始条件为:

$$S(x,0) = S_0(x) \geqslant 0, \ I(x,0) = I_0(x) \geqslant 0, \ R(x,0) = R_0(x) \geqslant 0, \ x \in \Psi \quad (3\text{-}34)$$

齐次诺依曼边界条件为:

$$\frac{\partial S}{\partial n} = \frac{\partial I}{\partial n} = \frac{\partial R}{\partial n} = 0, \ x \in \partial \Psi, \ t > 0 \quad (3\text{-}35)$$

式中　d_S, d_I, d_R——相应的扩散系数, 且为正常数;

　　　Δ——通常的拉普拉斯算子。

齐次诺依曼边界条件通常假定上述系统是封闭的, 即假设在区域的边界上没有人口流动[125,135]。

接下来仅对随机反应扩散模型 (3-33) ∼ 模型 (3-35) 在数值上进行分析, 分析人口扩散和环境白噪声对疾病传播的影响。将在以后的工作中利用随机偏微分方程的知识对随机反应扩散模型 (3-33) ∼ 模型 (3-35) 进行理论分析。考虑一维区域 Ψ, 不妨选取为 $[-2,2]$。扩散系数分别取为: $d_S = 0.2$, $d_I = 0.5$, $d_R = 0.35$。

例 3.5　选取参数同例 3.1, 且初始条件为:

$$S_0(x)=0.1+0.05\cos\left(\frac{\pi}{2}x\right), \ I_0(x)=0.2+0.1\cos\left(\frac{\pi}{2}x\right), \ R_0(x)=0.2+0.1\cos\left(\frac{\pi}{2}x\right)$$

图 3-11 表明随机反应扩散模型 (3-33) ∼ 模型 (3-35) 的解 $S(x,t)$、$I(x,t)$、$R(x,t)$ 在不同时刻, 即第一天 ($t=1$), 第三天 ($t=3$), 第一周 ($t=7$), 第一个月 ($t=30$), 第三个月 ($t=90$) 和第一年 ($t=365$), 关于空间变量 x 的演化情况。从图 3-11 可以看出, 固定空间变量 x, $S(x,t)$、$I(x,t)$、$R(x,t)$ 随着时间变量 t 的增长趋于无病平衡点 E_0 附近的平稳态。同样对 $S(x,t)$、$I(x,t)$、$R(x,t)$ 关于空间变量 x 和时间变量 t 的长时间的演化行为进行了数值模拟, 如图 3-12 所示。图 3-12 中第一行, 选取噪声强度为 $D_1 = 0.1$, $D_2 = 0.1$, $D_3 = 0.008$, 表明随机反应扩散模型 (3-33) ∼ 模型 (3-35) 的解在无病平衡点 E_0 附近波动, 从而疾病几乎必然灭绝。图 3-12 中第二行, 选取噪声强度为 $D_1 = 0$, $D_2 = 0$, $D_3 = 0$, 即不考虑环境噪声的影响, 表明反应扩散模型 (3-33) ∼ 模型 (3-35) 的解趋于无病平衡点 E_0 附近的平稳态, 从而疾病趋于灭绝。

例 3.6　选取参数值同例 3.3, 且初始条件为:

$$S_0(x)=0.2+0.1\cos\left(\frac{\pi}{2}x\right), \ I_0(x)=0.2+0.1\cos\left(\frac{\pi}{2}x\right), \ R_0(x)=0.2+0.1\cos\left(\frac{\pi}{2}x\right)$$

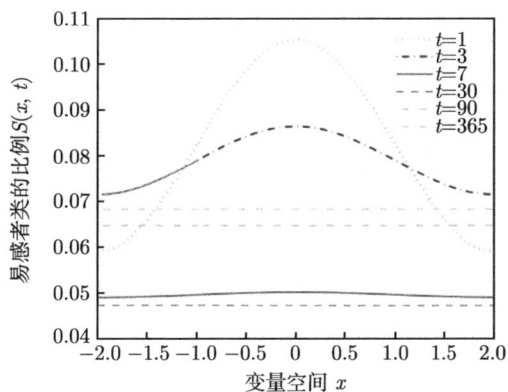

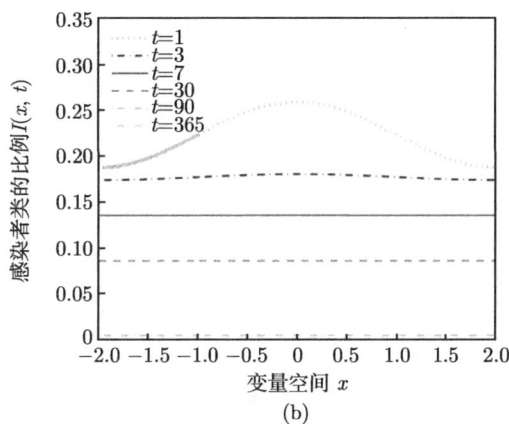

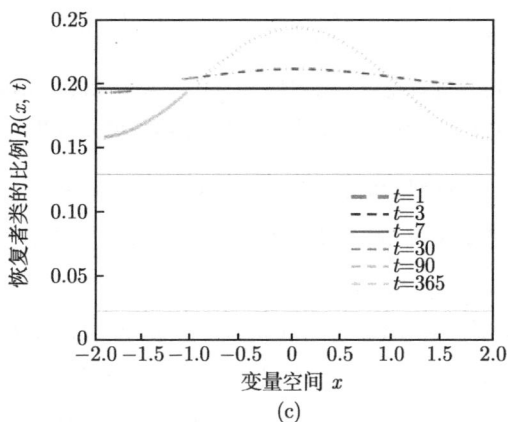

图 3-11 随机反应扩散模型 (3-33) ∼ 模型 (3-35) 的解在不同时刻关于空间变量 x 的演化
(a) $S(x, t)$; (b) $I(x, t)$; (c) $R(x, t)$

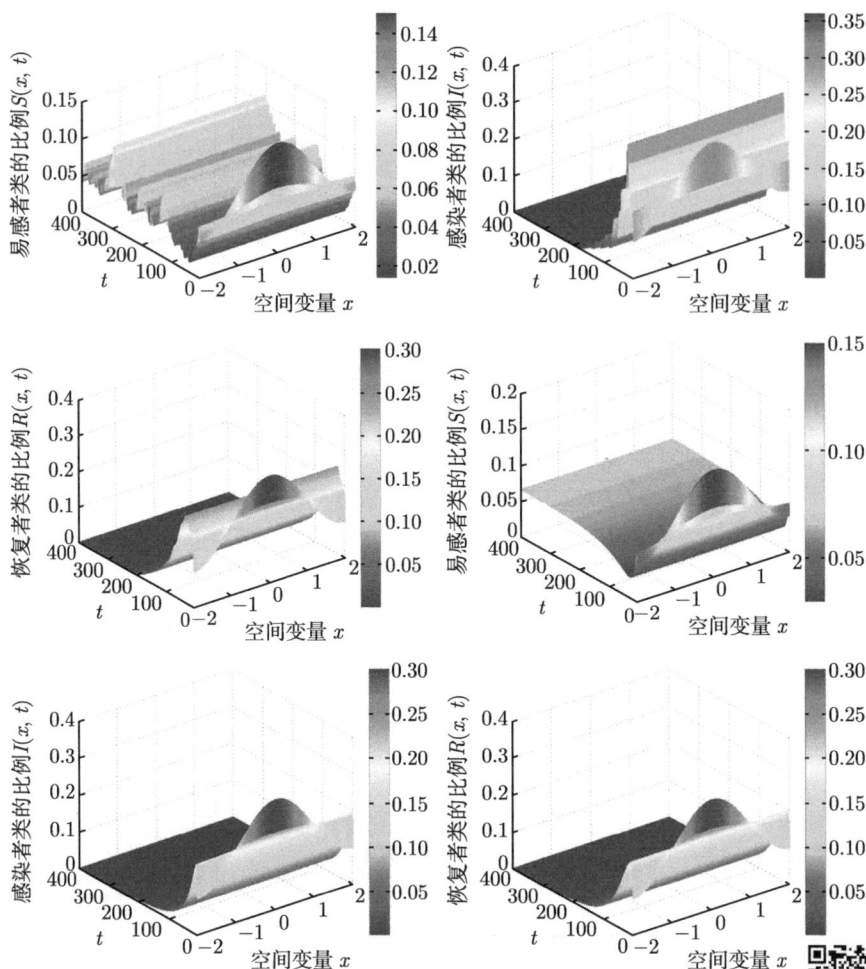

图 3-12　随机反应扩散模型 (3-33) ∼ 模型 (3-35) 的解
关于空间变量 x 和时间变量 t 的数值模拟结果

图3-12彩图

　　首先, 随机反应扩散模型 (3-33) ∼ 模型 (3-35) 的解 $S(x,t)$、$I(x,t)$、$R(x,t)$ 在不同时刻, 关于空间变量 x 的演化如图 3-13 所示。从图 3-13 中可以看出, 固定空间变量 x, $S(x,t)$、$I(x,t)$、$R(x,t)$ 随着时间变量 t 的增长趋于地方病平衡点 E^* 附近的平稳态。另外, 图 3-14 表示随机反应扩散模型 (3-33) ∼ 模型 (3-35) 的解 $S(x,t)$、$I(x,t)$、$R(x,t)$ 关于空间变量 x 和 时间变量 t 的长时间的演化行为。图 3-14 中第一行, 选取噪声强度为 $D_1 = 0.1$, $D_2 = 0.1$, $D_3 = 0.008$, 表明随机反应扩散模型 (3-33) ∼ 模型 (3-35) 的解在地方病平衡点 E^* 附近波动, 从而疾病持久存在。图 3-14 中第二行, 选取噪声强度为 $D_1 = 0$, $D_2 = 0$, $D_3 = 0$, 即不考虑环境噪声, 随机反应扩散模型 (3-33) ∼ 模型 (3-35) 的解趋于地方病平衡点 E^* 附近的平稳态, 从而疾病会持久存在。

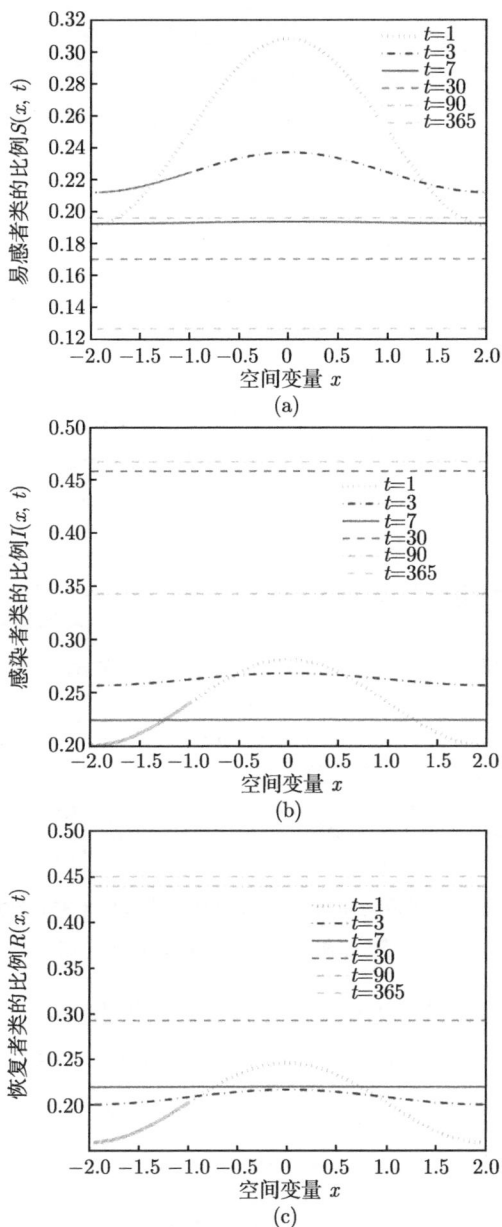

图 3-13 随机反应扩散模型 (3-33) ∼ 模型 (3-35) 的解在不同时刻关于空间变量 x 的演化

(a) $S(x,t)$; (b) $I(x,t)$; (c) $R(x,t)$

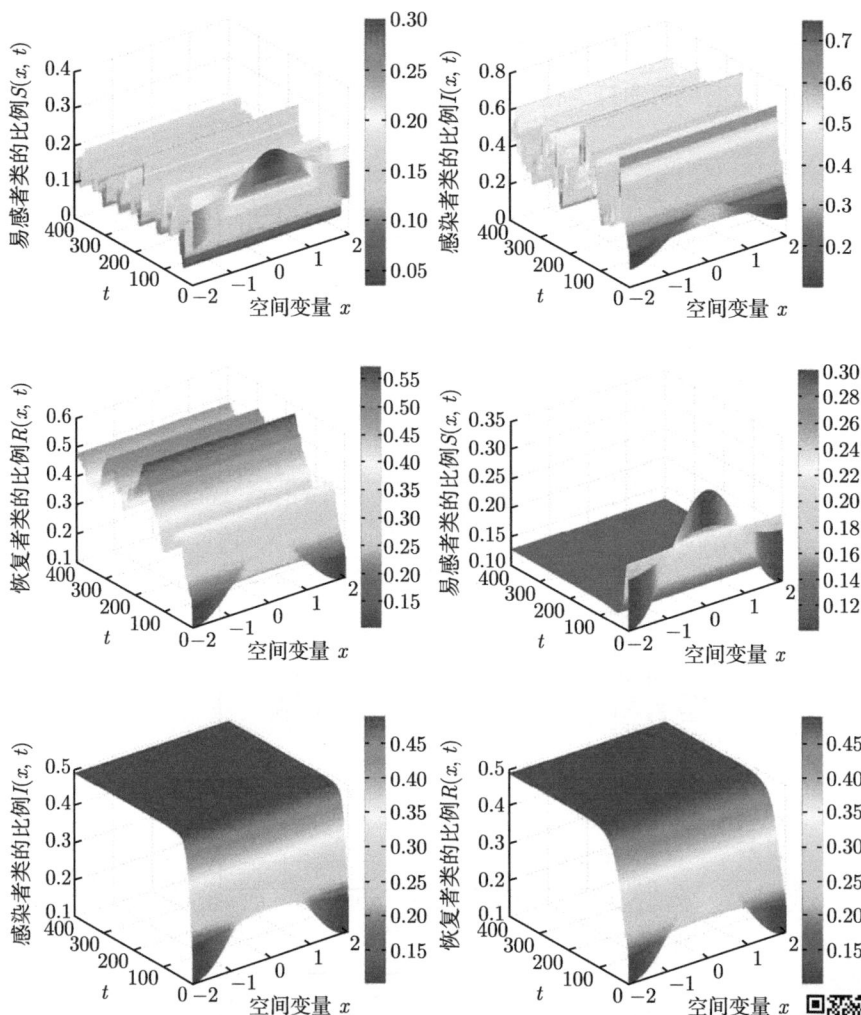

图 3-14　随机反应扩散模型 (3-33) ～ 模型 (3-35) 的解
关于空间变量 x 和时间变量 t 的数值模拟结果

　　数值模拟是利用有限差分方法对随机反应扩散模型 (3-33) ～ 模型 (3-35) 的解 $S(x,t)$、$I(x,t)$、$R(x,t)$ 进行计算。接下来给出随机反应扩散模型 (3-33) ～ 模型 (3-35) 的具体的数值算法[136-138]：选取一维区域 $\Psi = [a,b]$，对任意的正整数 M，令 $h = \dfrac{b-a}{M}$，网格点记为 $x_j = a + jh, 0 \leqslant j \leqslant M$。考虑时间上的离散，记时间步长 $\Delta t = \dfrac{T}{N}$ 和 $t_n = n\Delta t$。则对任意的网格方程 $u(x_j, t_n)$，有：

$$u_{xx}(x_j, t_n) = \frac{u(x_{j-1}, t_n) - 2u(x_j, t_n) + u(x_{j+1}, t_n)}{h^2} + O(h^2) \tag{3-36}$$

对式 (3-36) 利用二阶中心差分近似二阶导数. 此外, 对于一阶时间导数分别利用隐式欧拉法和显式欧拉法, 可以得到:

$$u_t(x_j, t_{n+1}) = \frac{u(x_j, t_{n+1}) - u(x_j, t_n)}{\Delta t} + O(\Delta t)$$

$$u_t(x_j, t_n) = \frac{u(x_j, t_{n+1}) - u(x_j, t_n)}{\Delta t} + O(\Delta t) \tag{3-37}$$

为了对随机反应扩散系统 (3-33) ∼ 模型 (3-35) 的解 $S(x,t)$、$I(x,t)$、$R(x,t)$ 进行近似, 采取中心差分方法去近似拉普拉斯算子. 关于时间离散, 可以对扩散项利用隐式欧拉法, 对反应项利用显式欧拉法, 从而只有三个耦合的线性问题需要在每一次的时间迭代上进行求解, 因此在一定程度上提高了算法的精度. 记 S_j^n, I_j^n, R_j^n 为 $S(x_j, t_n)$、$I(x_j, t_n)$、$R(x_j, t_n)$ 的数值近似, 其中 ξ_n^1, ξ_n^2, ξ_n^3 是相互独立的服从高斯分布 $N(0,1)$ 的随机变量. 从而得到:

$$S_j^{n+1} = S_j^n + \mathrm{d}_S \frac{S_{j-1}^{n+1} - 2S_j^{n+1} + S_{j+1}^{n+1}}{h^2} \Delta t +$$

$$[(1-\alpha)\mu - \mu S_j^n - \beta S_j^n I_j^n - \varphi S_j^n + \theta(1 - S_j^n - I_j^n - R_j^n) + \nu R_j^n]\Delta t +$$

$$D_1 S_j^n \xi_n^1 \sqrt{\Delta t}$$

$$I_j^{n+1} = I_j^n + \mathrm{d}_I \frac{I_{j-1}^{n+1} - 2I_j^{n+1} + I_{j+1}^{n+1}}{h^2} \Delta t +$$

$$[\beta S_j^n I_j^n + \sigma\beta(1 - S_j^n - I_j^n - R_j^n)I_j^n - (\mu+\gamma)I_j^n]\Delta t + D_2 I_j^n \xi_n^2 \sqrt{\Delta t} \tag{3-38}$$

$$R_j^{n+1} = R_j^n + \mathrm{d}_R \frac{R_{j-1}^{n+1} - 2R_j^{n+1} + R_{j+1}^{n+1}}{h^2} \Delta t + [\gamma I_j^n - (\mu+\nu)R_j^n]\Delta t +$$

$$D_3 R_j^n \xi_n^3 \sqrt{\Delta t}, \ 1 \leqslant j \leqslant M-1, \ 0 \leqslant n \leqslant N-1$$

初始条件和边界条件分别为:

$$S_j^0 = S_0(x_j), \ I_j^0 = I_0(x_j), \ R_j^0 = R_0(x_j), \ 0 \leqslant j \leqslant M$$

$$S_0^n = S_1^n, \ S_M^n = S_{M-1}^n, \ I_0^n = I_1^n, \ I_M^n = I_{M-1}^n, \ R_0^n = R_1^n, \ R_M^n = R_{M-1}^n, \ 0 \leqslant n \leqslant N$$

$$\tag{3-39}$$

本 章 小 结

本章根据系统中的变量受到扰动的随机建模方法, 引入环境白噪声, 分析环境中的随机因素对具有后向分支的接种模型的影响, 从而建立随机接种传染病模型, 进一步利用随机微分方程的理论知识以及 Euler–Maruyama (EM) 的数值计算方法, 从理论上和数值上对随机模型的动力学性质进行分析。为了保证所建立的随机接种模型具有实际的生物意义, 首先分析随机模型 (3-3) 存在全局唯一的正解, 且该解以概率 1 存在于正向不变集中。该证明是根据 Hasminskii[29] 和 Mao[30] 的分析方法, 其难度在于构造随机 Lyapunov 函数。

由于随机模型 (3-3) 不存在无病平衡点, 因此从分析随机模型 (3-3) 的解在确定性模型的无病平衡点附近的动力学行为出发, 分析疾病趋于灭绝的条件。分析结果表明, 当确定性模型的基本再生数小于 1 且 $A_1 > 0$, $B_1 > 0$, $C_1 > 0$ 时, 随机模型 (3-3) 的解会围绕无病平衡点波动, 并且波动幅度正比于易感者类扰动的噪声强度的平方值 D_1^2。从流行病学的角度解释就是, 如果对系统中的易感者类的扰动越小, 随机模型 (3-3) 的解越趋于确定性模型的无病平衡点, 因此疾病更易于灭绝。如果不考虑对系统易感者类的扰动, 则随机模型 (3-3) 存在无病平衡点, 当确定性模型的基本再生数小于 1 且 $B_1 > 0$, $C_1 > 0$ 时, 该无病平衡点是大范围随机渐近稳定的, 从而疾病几乎必然灭绝。同样发现随机模型 (3-3) 不存在地方病平衡点, 因此为了分析在随机模型 (3-3) 中疾病持久的条件, 考虑随机模型 (3-3) 的解在确定性模型的地方病平衡点附近的动力学性质。因为随机模型 (3-3) 具有非退化的扩散项, 从而利用 Hasminskii 的理论知识, 通过构造合适的随机 Lyapunov 函数, 分析随机模型 (3-3) 存在唯一的具有遍历性质的平稳分布, 同样能够反映疾病的流行状况。分析结果表明, 当确定性模型的基本再生数大于 1 且噪声强度满足一定的条件时, 随机模型 (3-3) 的解在确定性模型的地方病平衡点附近波动且存在具有遍历性质的平稳分布。从流行病学的角度解释即为疾病将会在很长一段时间内持久存在。

对于确定性的接种模型是否会出现后向分支, 在一定程度上依赖于参数值的选取, 因此通过选取不同的参数值, 在数值上将随机模型 (3-3) 分别与具有后向分支的确定性模型, 以及具有前向分支的确定性模型进行比较。不同于确定性模型的基本再生数 R_v, 同样可以得到一个关于后向分支的临界值 R_c。在确定性模型存在后向分支的时候, 考虑以下三种情况: $0 < R_v < R_c < 1$, $0 < R_c < R_v < 1$, $R_v > 1$。对于第一种情况, 确定性模型的无病平衡点是稳定的, 即疾病趋于灭绝; 随机模型 (3-3) 的解在确定性模型的无病平衡点附近波动, 同样表明疾病最终会灭绝。对于第二种情况, 在确定性模型中, 由于后向分支的存在, 确定性模型的解有可能会趋于地方病平衡点, 即疾病有可能持久; 然而随机模型 (3-3) 的解始终在确定性模型的无病平衡点附近波动, 则疾病趋于灭绝, 从而说明环境白噪声的存在在一定程度上能够抑制疾病的爆发。因此, 在传染病的建模过程中, 环境中随机因素的干扰是不能忽略的。对于第三种情况, 确定性模型的地方病平衡点是稳定的, 即疾病会持久存在; 随机模型 (3-3) 的解在确定性模型的地方病平衡点附近波动, 表明疾病持久存在。另外, 如果确定性模型具有前向分支, 则随机模型 (3-3) 的动力学行为类似于确定性模型的动力学行为。

最后, 考虑到人口空间分布的不均匀性, 以及在空间中的流动性等因素引起的疾病的空间扩散, 在确定性模型中引入对空间的扩散项, 并且分析环境中的随机因素及个体的空间扩散对疾病传播的影响, 建立随机反应扩散接种模型。由于模型是基于随机偏微分方程建立的, 对其进行理论分析具有一定的难度, 将在以后的工作中进行分析。在此利用有限差分数值算法, 对随机反应扩散接种模型进行数值模拟, 结果表明小的噪声强度, 以及弱的空间扩散不会影响随机反应扩散模型的解的长时间的演化行为。通过选取不同的参数值, 随机反应扩散模型的解会趋于无病平衡点, 或者地方病平衡点附近的平稳态, 从而反映疾病灭绝或者持久。

第 4 章 Lévy 噪声驱动下的 随机多菌株 SIS 传染病模型

4.1 概 述

目前, 在传染病动力学的建模研究中, 人们面临的主要挑战之一就是解决多菌株疾病的演化、灭绝及持久的问题。在诸多媒介-宿主型传染病中, 很多都是由不止一种菌株引起的 (如登革热), 依据血清划分就有四种不同的病毒[139]; 而细菌性肺炎的菌株就高达九十多种。由于这些传染病在世界范围内具有很高的传染率, 从而为新的菌株的出现和演化提供了必要的环境条件[140-142]。传染病的多菌株的存在, 能够引起超感染[143]、共感染 (即同时感染几种菌株)[144] 及部分交叉免疫[145-146] 等一些复杂现象的出现, 从而研究多菌株传染病的传播机理显得尤为重要。对于多菌株传染病的建模研究已经得到了一些学者的关注[147-151], 通过利用数学的理论知识和数值计算方法分析多菌株疾病的传播过程, 以及制定相应的预防控制措施。这些传染病模型已经被广泛应用到登革热、疟疾、流感、艾滋病等疾病的研究中[152-154]。竞争排斥原理在一些多菌株传染病模型中得到了证明, 即疾病的任何两种菌株不可能无限期的存在于同一个环境中。对应于传染病模型, 即为具有较大基本再生数的菌株可以战胜其他菌株而成为优势菌株, 从而使得疾病持久存在[155-158]。

Allen 等[158] 考虑疾病均通过易感者和感染者的直接接触进行传播且不考虑共感染和超感染的情况下, 构造了多菌株 SIS 传染病模型。假设疾病存在 n 种菌株, 令 $S(t)$ 和 $I_k(t)$ 分别表示易感人群和感染第 k 种菌株的染病人群在 t 时刻的数量, 其中 $k = 1, 2, \cdots, n$; N 表示总人口数, 即 $N = S(t) + \sum_{k=1}^{n} I_k(t)$。$\beta_k$ 为第 k 种菌株的传染率系数, γ_k 为感染第 k 种菌株的染病者的恢复率。则具有多菌株的确定性 SIS 传染病模型可以表示为:

$$\begin{cases} S'(t) = \sum_{k=1}^{n} \gamma_k I_k(t) - \sum_{k=1}^{n} \beta_k \frac{S(t)}{N} I_k(t) \\ I'_k(t) = \beta_k \frac{S(t)}{N} I_k(t) - \gamma_k I_k(t), \ k = 1, 2, \cdots, n \end{cases} \tag{4-1}$$

环境中各种因素的变异性和随机性会影响具有多菌株疾病的传播[159]，因此从流行病学的角度出发，在考虑具有多菌株疾病的建模过程中，环境噪声的干扰是不能忽略的重要因素。已有许多学者考虑环境白噪声对疾病传播的扰动，建立并分析随机传染病动力学模型。环境白噪声可以用来描述连续的微小的持续扰动，比如考虑环境白噪声对传染率系数的持续扰动[160-162]。值得注意的是，在一些随机传染病模型的研究中发现，环境白噪声对疾病传播的影响出乎人们的意料，而且其随机动力学行为与其相应的确定性模型的动力学性质具有一定程度的差异。比如，在 Gray 等[43] 建立的随机 SIS 传染病模型中，分析得到随机模型中疾病灭绝与否的阈值，通过比较发现随机模型中的阈值小于确定性模型的基本再生数，从而表明在随机模型中，疾病最终趋于灭绝；但是在确定性模型中，依然有疾病持久。对同种类型的随机模型，Vicenc 等[44] 发现即使在确定性模型中不会有疾病入侵，环境白噪声能够在初期引起疾病增长。类似于前两章，如果考虑环境白噪声对第 k 种菌株的传染率系数 β_k 的扰动，假设 β_k 在均值附近随机的连续波动，即：

$$\beta_k \to \beta_k + \sigma_k \dot{B}_t^k, \quad k = 1, 2, \cdots, n$$

式中　$\dot{B}_t^k$——高斯白噪声；

　　　σ_k——噪声强度；

　　　$\dot{B}_t^k$——相互独立的布朗运动。

从而在环境白噪声驱动下的随机多菌株 SIS 传染病模型可以表示为：

$$\begin{cases} dS(t) = \Big(\sum_{k=1}^{n} \gamma_k I_k(t) - \sum_{k=1}^{n} \beta_k \frac{S(t)}{N} I_k(t) \Big) dt - \sum_{k=1}^{n} \sigma_k \frac{S(t)}{N} I_k(t) dB_t^k \\ dI_k(t) = \Big(\beta_k \frac{S(t)}{N} I_k(t) - \gamma_k I_k(t) \Big) dt + \sigma_k \frac{S(t)}{N} I_k(t) dB_t^k, \ k = 1, 2, \cdots, n \end{cases} \tag{4-2}$$

但是，环境中存在着一些突发性的巨大的冲击及不可预知的灾难[163-164]，比如地震、海啸、飓风等大规模的自然灾害，使得疾病在其传播过程中会出现跳跃式的传播[165-166]。这种跳跃式的疾病的传播从生物学的角度解释为使得人口数量发生突然的巨大的变化，从数学的角度解释为破坏了传染病模型中微分方程的解的连续性。因为环境白噪声一般是用来描述连续的反应微小的随机扰动, 从而环境白噪声不足以描述这些突发性的剧烈的扰动。不过, 非高斯的 Lévy 噪声[167-169], 不仅包括标准的高斯白噪声, 而且包含多种类型的脉冲式的跳跃噪声, 在一定程度上更加适合刻画这些不仅具有连续的微小的随机扰动, 还有突发的大幅度的随机扰动的现象。因此仅考虑环境白噪声扰动的随机多菌株 SIS 传染病模型 (4-2) 的解, 是具有连续路径的纯扩散类型的随机过程, 没有将实际的环境和社会因素考虑进去, 从而考虑 Lévy 噪声对具有多菌株疾病传播的干扰, 建立由 Lévy 噪声驱动的随机多菌株传染病模型, 这种类型的随机模型不仅能够描述人口数量在大部分时间上是连续变化的, 还包含偶然的巨大的人口数量的变动, 能够更加客观真实地反映现实世界和环境。因此需要建立 Lévy 噪声驱动下的随机多菌株传染病模型, 分析其随机动力学性质, 研究 Lévy 噪声对具有多菌株疾病的灭绝与持久的影响。

4.2　随机多菌株模型的建立

根据参数受到突发的大幅度的扰动的方法, 即考虑各菌株的传染率系数 β_k, $k = 1, 2, \cdots, n$ 受到 Lévy 噪声的干扰, 即:

$$\beta_k \to \beta_k + \dot{L}_t^k, \quad k = 1, 2, \cdots, n$$

式中, $\dot{L}_t^k$ 是实值独立的 Lévy 过程。根据 Lévy–Itô 分解定理和交织方法[63-64], 其中跳的强度被限制在 1 以内, 即:

$$L_t^k = \mu^k t + \sigma_k B_t^k + \int_0^t \int_{|u^k|<1} u^k \tilde{N}^k(ds, du^k), \quad k = 1, 2, \cdots, n$$

式中　　μ^k——确定性漂移过程 $\mu^k t$ 的速率, 不妨假定 $\mu^k = 0$;

　　　　B_t^k——实值的相互独立的标准布朗运动;

$\tilde{N}^k(ds, du^k)$——$\mathbb{R}^+ \times (\mathbb{R} \setminus \{0\})$ 上的相互独立的泊松随机测度, $\tilde{N}^k(ds, du^k) = N^k(ds, du^k) - \nu^k(du^k)dt$ 是其补偿泊松测度, ν^k 是 Lévy 测度且满足 $\int_{\mathbb{R}\setminus\{0\}} [1 \wedge (u^k)^2]\nu^k(du^k) < \infty$。

从而根据参数扰动的建模方法, 建立由 Lévy 噪声驱动的随机多菌株模型为:

$$\begin{cases} dS(t) = \Big(\sum_{k=1}^n \gamma_k I_k(t) - \sum_{k=1}^n \beta_k \frac{S(t)}{N} I_k(t)\Big)dt - \sum_{k=1}^n \frac{S(t-)}{N} I_k(t-)dL_t^k \\ dI_k(t) = \Big(\beta_k \frac{S(t)}{N} I_k(t) - \gamma_k I_k(t)\Big)dt + \frac{S(t-)}{N} I_k(t-)dL_t^k, \quad k = 1, 2, \cdots, n \end{cases}$$

$$(4\text{-}3)$$

式中, $S(t-)$ 和 $I_k(t-)$ 分别表示 $S(t)$ 和 $I_k(t)$ 的左极限。由于 $N'(t) = S'(t) + I'_1(t) + \cdots + I'_n(t) = 0$, 因此总人口 $N(t)$ 是一个正常数。不妨取 $N = 1$, 则 $S(t) = 1 - \sum_{m=1}^{n} I_m(t)$ 表示易感者类在 t 时刻的比例, $I_k(t)$ 表示感染第 k 种菌株的染病者类在 t 时刻的比例, $k = 1, 2, \cdots, n$。把 $S(t) = 1 - \sum_{m=1}^{n} I_m(t)$ 代入随机模型 (4-3), 从而可以将模型 (4-3) 进行降维。并记 $I(t) = (I_1(t), \cdots, I_n(t))^{\mathrm{T}}$, 且

$$b_k(I(t)) = I_k(t)\left[\beta_k\left(1 - \sum_{m=1}^{n} I_m(t)\right) - \gamma_k\right], \quad c_k(I(t)) = I_k(t)\left(1 - \sum_{m=1}^{n} I_m(t)\right)$$

则随机模型 (4-3) 可以表示为:

$$\mathrm{d}I_k(t) = I_k(t)\left[\beta_k\left(1 - \sum_{m=1}^{n} I_m(t)\right) - \gamma_k\right]\mathrm{d}t + I_k(t-)\left(1 - \sum_{m=1}^{n} I_m(t-)\right)\mathrm{d}L_t^k$$

$$= b_k(I(t))\mathrm{d}t + c_k(I(t))\sigma_k\mathrm{d}B_t^k + \int_{|u^k|<1} c_k(I(t-))u^k\tilde{N}^k(\mathrm{d}t, \mathrm{d}u^k) \quad (4\text{-}4)$$

另外, 随机模型 (4-4) 可以表示成向量形式, 即:

$$\mathrm{d}I(t) = b(I(t))\mathrm{d}t + c(I(t-))\mathrm{d}L_t$$

$$= b(I(t))\mathrm{d}t + c(I(t))\sigma\mathrm{d}B_t + \int_{|u|<1} c(I(t-))u\tilde{N}(\mathrm{d}t, \mathrm{d}u) \quad (4\text{-}5)$$

其中

$$b(I(t)) = (b_1(I(t)), \cdots, b_n(I(t)))^{\mathrm{T}}, \quad c(I(t)) = \mathrm{diag}(c_1(I(t)), \cdots, c_n(I(t)))$$

$$L_t = (L_t^1, \cdots, L_t^n)^{\mathrm{T}}, \quad \sigma = \mathrm{diag}(\sigma_1, \cdots, \sigma_n), \quad u = \mathrm{diag}(u^1, \cdots, u^n)$$

$$B_t = (B_t^1, \cdots, B_t^n)^{\mathrm{T}}, \quad \tilde{N} = (\tilde{N}^1, \cdots, \tilde{N}^n)^{\mathrm{T}}$$

接下来将分析由 Lévy 噪声驱动的随机多菌株模型 (4-5) 的动力学行为, 分析具有多菌株疾病灭绝或者持久的条件。通过理论分析和数值模拟两个方面对随机模型与确定性模型的结论进行比较, 反映 Lévy 噪声对具有多菌株疾病传播的影响。为了对 Lévy 噪声驱动下的随机模型进行理论分析, 首先给出以下假设以及证明过程中常用的不等式。

假设 4.1 对任意的 $k = 1, 2, \cdots, n$, 假设

$$\left[1 - \sum_{m=1}^{n} I_m(t)\right]u^k > 0$$

且存在正常数 $C_k > 0$ 和 $C > 0$, 使得:

$$\int_{|u^k|<1}(u^k)^2\nu^k(\mathrm{d}u^k) \leqslant C_k,\ \sum_{k=1}^{n}\int_{|u^k|<1}(u^k)^2\nu^k(\mathrm{d}u^k) \leqslant \sum_{k=1}^{n}C_k = C$$

引理 4.1

$$x^p \leqslant 1 + p(x-1),\ x \geqslant 0,\ 0 \leqslant p \leqslant 1 \tag{4-6}$$

$$\log x \leqslant x - 1,\ x > 0 \tag{4-7}$$

$$n^{(1-\frac{p}{2})\wedge 0}|x|^p \leqslant \sum_{k=1}^{n}x_k^p \leqslant n^{(1-\frac{p}{2})\vee 0}|x|^p,\ \forall\, p > 0,\ x \in \mathbb{R}_+^n \tag{4-8}$$

根据由 Lévy 噪声驱动的随机微分方程的 Itô 公式[63-64] 知, 对于任意的函数 $V \in C^2(\mathbb{R})$, 随机模型的线性算子 $L: C^2(\mathbb{R}) \to C(\mathbb{R})$ 可以表示为:

$$LV(I_k(t)) = b_k(I(t))(\partial V)(I_k(t)) + \frac{1}{2}c_k^2(I(t))\sigma_k^2(\partial^2 V)(I_k(t)) +$$

$$\int_{|u^k|<1}(V(I_k(t)+c_k(I(t))u^k) - V(I_k(t)) -$$

$$c_k(I(t))u^k(\partial V)(I_k(t)))\nu^k(\mathrm{d}u^k) \tag{4-9}$$

4.3　正解的存在唯一性

分析传染病的随机动力学性质, 首先最关心的问题是随机模型的解是否全局存在且具有实际的生物意义。因此首先讨论随机模型 (4-5) 的正解的全局存在唯一性, 即在有限时间内不会爆破到无穷大。因为 $I_k(t)$ 表示感染第 k 种菌株的染病者的比例, 其中 $k = 1,2,\cdots,n$, 从而为了使得随机模型 (4-5) 具有实际的生物意义, 考虑随机模型 (4-5) 的解存在于集合 Ω 中, 这里

$$\Omega = \Big\{ x \in \mathbb{R}_+^n : \sum_{k=1}^{n}x_k \leqslant 1 \Big\}$$

接下来证明集合 Ω 是几乎正向必然不变集, 即随机模型 (4-5) 的任何从集合 Ω 出发的解始终在集合 Ω 内。

为了证明由 Lévy 过程驱动的随机微分方程的解的全局存在唯一性, 通常要求该随机微分方程的漂移项系数和扩散项系数满足线性增长条件和局部 Lipschitz 连续条件[63-64]。注意到随机模型 (4-5) 的漂移项系数不满足线性增长条件 (因为传染

项是非线性的); 但是满足局部 Lipschitz 连续的条件, 所以随机模型 (4-5) 存在局部解, 即该解有可能会在有限的时间爆破到无穷大。针对此类问题, Hasminskii[29] 和 Mao[30] 提出了随机 Lyapunov 函数的分析方法, 被称为 Hasminskii–Mao 定理。因此在利用 Hasminskii–Mao 定理, 构造随机 Lyapunov 函数来证明随机模型 (4-5) 解的全局的存在唯一性, 且始终存在于集合 Ω 内。其中分两步完成该结论的证明: 第一步证明随机模型 (4-5) 存在全局解, 且是正的; 第二步证明随机模型 (4-5) 的解始终在集合 Ω 内。首先给出第一步的证明。

定理4.1   若假设 4.1 成立, 对任意给定的初始值 $I(0) = (I_1(0), \cdots, I_n(0))^{\mathrm{T}} \in \mathbb{R}_+^n$, 随机模型 (4-5) 存在唯一的全局解 $I(t) = (I_1(t), \cdots, I_n(t))^{\mathrm{T}}$ $(t \geqslant 0)$, 且该解以概率 1 满足 $I(t) = (I_1(t), \cdots, I_n(t))^{\mathrm{T}} \in \mathbb{R}_+^n$, 即:

$$P\big\{I(t) = (I_1(t), \cdots, I_n(t))^{\mathrm{T}} \in \mathbb{R}_+^n, \ \forall\, t \geqslant 0\big\} = 1$$

证明   因为随机模型 (4-5) 的漂移项系数和扩散项系数满足局部 Lipschitz 连续的条件, 从而对任意给定的初始值 $I(0) = (I_1(0), \cdots, I_n(0))^{\mathrm{T}} \in \mathbb{R}_+^n$, 随机模型 (4-5) 存在唯一的局部解 $I(t) = (I_1(t), \cdots, I_n(t))^{\mathrm{T}} \in \mathbb{R}_+^n$, $t \in [0, \tau_e)$, 其中 τ_e 是爆破时间[63-64]。取 $\eta_0 > 0$ 且充分大, 使得初始值 $I(0)$ 的各个分量均满足 $I_k(0) \in \left(\dfrac{1}{\eta_0}, \eta_0\right)$, $k = 1, 2, \cdots, n$。对任意的 $\eta > \eta_0$, 定义停时,

$$\tau_\eta = \inf\left\{t \in [0, \tau_e) : I_k(t) \notin \left(\dfrac{1}{\eta}, \eta\right), \ k = 1, 2, \cdots, n\right\}$$

易知停时 τ_η 关于 η 是单调递增的, 记 $\tau_\infty = \lim\limits_{\eta \to \infty} \tau_\eta$, 则 $\tau_\infty \leqslant \tau_e$ 几乎必然成立。因此为了证明随机模型 (4-5) 的解 $I(t) = (I_1(t), \cdots, I_n(t))^{\mathrm{T}}$ 的全局存在性, 只需要证明 $\tau_\infty = \infty$ 几乎必然成立。

对任意的正常数 $p \in (0, 1)$, 构造 C^2-函数, 即:

$$V(I(t)) = \sum_{k=1}^n (I_k^p(t) - 1 - p \log I_k(t))$$

显然, 函数 $V(I(t))$ 是正定的。考虑对任意的正常数 $T > 0$, 以及任意的时刻 t 满足 $0 \leqslant t \leqslant \tau_\eta \wedge T$, 利用 Itô 公式得到:

$$\mathrm{d}V(I(t)) = LV(I(t))\mathrm{d}t + \sum_{k=1}^n p(I_k^p(t) - 1)\Big(1 - \sum_{m=1}^n I_m(t)\Big)\sigma_k \mathrm{d}B_t^k +$$

$$\sum_{k=1}^{n} \int_{|u^k|<1} \left\{ I_k^p(t-) \left[1 + \left(1 - \sum_{m=1}^{n} I_m(t-) \right) u^k \right]^p - I_k^p(t-) - \right.$$

$$\left. p \log \left[1 + \left(1 - \sum_{m=1}^{n} I_m(t-) \right) u^k \right] \right\} \tilde{N}^k(\mathrm{d}t, \mathrm{d}u^k) \tag{4-10}$$

其中, 首先记

$$U_1(I(t), p) = p \sum_{k=1}^{n} \left\{ (I_k^p(t) - 1) \left[\beta_k \left(1 - \sum_{m=1}^{n} I_m(t) \right) - \gamma_k \right] + \right.$$

$$\left. \frac{1}{2} [(p-1)I_k^p(t) + 1] \left(1 - \sum_{m=1}^{n} I_m(t) \right)^2 \sigma_k^2 \right\}$$

$$U_2(I(t), p) = \sum_{k=1}^{n} \int_{|u^k|<1} \left\{ \left[1 + \left(1 - \sum_{m=1}^{n} I_m(t) \right) u^k \right]^p - 1 - \right.$$

$$\left. p \left(1 - \sum_{m=1}^{n} I_m(t) \right) u^k \right\} I_k^p(t) \nu^k(\mathrm{d}u^k)$$

$$U_3(I(t), p) = p \sum_{k=1}^{n} \int_{|u^k|<1} \left\{ \left(1 - \sum_{m=1}^{n} I_m(t) \right) u^k - \log \left[1 + \left(1 - \sum_{m=1}^{n} I_m(t) \right) u^k \right] \right\} \nu^k(\mathrm{d}u^k)$$

即:

$$LV(I(t)) = U_1(I(t), p) + U_2(I(t), p) + U_3(I(t), p)$$

因为 $p \in (0, 1)$, 则存在一个正常数 $M_1 > 0$, 使得:

$$U_1(I(t), p) = p \sum_{k=1}^{n} \left\{ \left[\beta_k \left(1 - \sum_{m=1}^{n} I_m(t) \right) - \gamma_k - \frac{1}{2}(1-p) \left(1 - \sum_{m=1}^{n} I_m(t) \right)^2 \sigma_k^2 \right] I_k^p(t) - \right.$$

$$\left. \beta_k \left(1 - \sum_{m=1}^{n} I_m(t) \right) + \gamma_k + \frac{1}{2} \left(1 - \sum_{m=1}^{n} I_m(t) \right)^2 \sigma_k^2 \right\}$$

$$\leqslant M_1 \tag{4-11}$$

由不等式 (4-6), 得:

$$\left[1 + \left(1 - \sum_{m=1}^{n} I_m(t) \right) u^k \right]^p - 1 - p \left(1 - \sum_{m=1}^{n} I_m(t) \right) u^k \leqslant 0$$

因此, 存在一个正常数 $M_2 > 0$, 使得:

$$U_2(I(t),p) = \sum_{k=1}^{n} \int_{|u^k|<1} \left\{ \left[1 + \left(1 - \sum_{m=1}^{n} I_m(t) \right) u^k \right]^p - 1 - \right.$$

$$\left. p \left(1 - \sum_{m=1}^{n} I_m(t) \right) u^k \right\} I_k^p(t) \nu^k(\mathrm{d}u^k)$$

$$\leqslant M_2 \tag{4-12}$$

根据假设 4.1, 存在一个正常数 $M_3 > 0$, 使得:

$$\left(1 - \sum_{m=1}^{n} I_m(t) \right) u^k - \log \left[1 + \left(1 - \sum_{m=1}^{n} I_m(t) \right) u^k \right] \leqslant \left[\left(1 - \sum_{m=1}^{n} I_m(t) \right) u^k \right]^2 \leqslant M_3 (u^k)^2$$

所以有:

$$U_3(I(t),p) = p \sum_{k=1}^{n} \int_{|u^k|<1} \left\{ \left(1 - \sum_{m=1}^{n} I_m(t) \right) u^k - \log \left[1 + \left(1 - \sum_{m=1}^{n} I_m(t) \right) u^k \right] \right\} \nu^k(\mathrm{d}u^k)$$

$$\leqslant p M_3 \sum_{k=1}^{n} \int_{|u^k|<1} (u^k)^2 \nu^k(\mathrm{d}u^k)$$

$$\leqslant p M_3 C \tag{4-13}$$

将不等式 (4-11) $\sim$ 式 (4-13) 代入式 (4-10), 且记 $\tilde{M} = M_1 + M_2 + p M_3 C > 0$, 进一步得到:

$$\mathrm{d}[V(I(t))] \leqslant \tilde{M} \mathrm{d}t + \sum_{k=1}^{n} p(I_k^p(t) - 1) \left(1 - \sum_{m=1}^{n} I_m(t) \right) \sigma_k \mathrm{d}B_t^k +$$

$$\sum_{k=1}^{n} \int_{|u^k|<1} \left\{ I_k^p(t-) \left[1 + \left(1 - \sum_{m=1}^{n} I_m(t-) \right) u^k \right]^p - I_k^p(t-) - \right.$$

$$\left. p \log \left[1 + \left(1 - \sum_{m=1}^{n} I_m(t-) \right) u^k \right] \right\} \tilde{N}^k(\mathrm{d}t, \mathrm{d}u^k) \tag{4-14}$$

将式 (4-14) 从 0 到 $\tau_\eta \wedge T$ 进行积分, 并取期望得到:

$$EV(I(\tau_\eta \wedge T)) \leqslant V(I(0)) + E \int_0^{\tau_\eta \wedge T} \tilde{M} \mathrm{d}t \leqslant V(I(0)) + \tilde{M} T \tag{4-15}$$

根据停时 τ_η 的定义知:

$$V(I(\tau_\eta)) \leqslant \min\left\{\frac{1}{\eta^p} - 1 + p\log\eta, \eta^p - 1 - p\log\eta\right\} \tag{4-16}$$

再由式 (4-15) 和式 (4-16) 得到:

$$V(I(0)) + \tilde{M}T \geqslant E(V(I(\tau_\eta \wedge T)))$$

$$\geqslant E(V(I(\tau_\eta))1_{\{\tau_\eta \leqslant T\}})$$

$$\geqslant \min\left\{\frac{1}{\eta^p} - 1 + p\log\eta, \eta^p - 1 - p\log\eta\right\}P\{\tau_\eta \leqslant T\} \tag{4-17}$$

其中 $1_{\{\tau_\eta \leqslant T\}}$ 是 $\{\tau_\eta \leqslant T\}$ 的示性函数。令 $\eta \to \infty$, 得到:

$$P\{\tau_\infty \leqslant T\} = 0$$

由 T 的任意性得到:

$$P\{\tau_\infty = \infty\} = 1$$

从而定理 4.1 得证。

第二步, 结合由 Lévy 噪声驱动的随机微分方程的比较定理[170] 和带跳跃的 Lévy 过程的指数鞅不等式[65], 进一步证明随机模型 (4-5) 的解 $I(t) = (I_1(t), \cdots, I_n(t))^{\mathrm{T}}$ 几乎必然存在于集合 Ω 中。

定理 4.2　若假设 4.1 成立。对任意给定的初始值 $I(0) = (I_1(0), \cdots, I_n(0))^{\mathrm{T}} \in \Omega$, 随机模型 (4-5) 存在唯一的全局解 $I(t) = (I_1(t), \cdots, I_n(t))^{\mathrm{T}}$ $(t \geqslant 0)$, 且该解以概率 1 满足 $I(t) = (I_1(t), \cdots, I_n(t))^{\mathrm{T}} \in \Omega$, 即:

$$P\{I(t) = (I_1(t), \cdots, I_n(t))^{\mathrm{T}} \in \Omega, \ \forall\, t \geqslant 0\} = 1$$

证明　利用反证法, 如若不然, 即假设 $\sum_{k=1}^{n} I_k(t) > 1$ 几乎必然成立。因此, 存在一个正常数 $\delta > 0$, 使得 $\sum_{k=1}^{n} I_k(t) \geqslant 1 + \delta > 1$。考虑

$$\mathrm{d}\varphi_k(t) = \varphi_k(t)(-\beta_k\delta - \gamma_k)\mathrm{d}t + \varphi_k(t)\left(1 - \sum_{m=1}^{n}\varphi_m(t)\right)\sigma_k\mathrm{d}B_t^k +$$

$$\int_{|u^k|<1}\varphi_k(t-)\left(1 - \sum_{m=1}^{n}\varphi_m(t-)\right)u^k\tilde{N}^k(\mathrm{d}t, \mathrm{d}u^k) \tag{4-18}$$

记 $I_k(0) = \varphi_k(0)$, 由 Lévy 噪声驱动的随机微分方程的比较定理[170], 可以得到:

$$0 < I_k(t) \leqslant \varphi_k(t), \ \forall \, t \geqslant 0 \ \text{a.s.}$$

在假设 4.1 成立的情况下, 可以得到:

$$\left(1 - \sum_{m=1}^{n} \varphi_m(t)\right) u^k \geqslant \left(1 - \sum_{m=1}^{n} I_m(t)\right) u^k > 0$$

根据 Itô 公式, 得:

$$
\begin{aligned}
\log \varphi_k(t) = {} & \log \varphi_k(0) + \int_0^t \left(1 - \sum_{m=1}^{n} \varphi_m(s)\right) \sigma_k \mathrm{d}B_s^k - \\
& (\beta_k \delta + \gamma_k) t - \frac{1}{2} \int_0^t \left(1 - \sum_{m=1}^{n} \varphi_m(s)\right)^2 \sigma_k^2 \mathrm{d}s + \\
& \int_0^t \int_{|u^k|<1} \log\left[1 + \left(1 - \sum_{m=1}^{n} \varphi_m(s-)\right) u^k\right] \tilde{N}^k(\mathrm{d}s, \mathrm{d}u^k) + \\
& \int_0^t \int_{|u^k|<1} \left\{\log\left[1 + \left(1 - \sum_{m=1}^{n} \varphi_m(s)\right) u^k\right] - \left(1 - \sum_{m=1}^{n} \varphi_m(s)\right) u^k\right\} \nu^k(\mathrm{d}u^k) \mathrm{d}s
\end{aligned}
$$

$$(4\text{-}19)$$

记

$$M(t) = \int_0^t \left(1 - \sum_{m=1}^{n} \varphi_m(s)\right) \sigma_k \mathrm{d}B_s^k + \int_0^t \int_{|u^k|<1} \log\left[1 + \left(1 - \sum_{m=1}^{n} \varphi_m(s-)\right) u^k\right] \tilde{N}^k(\mathrm{d}s, \mathrm{d}u^k)$$

则 $M(t)$ 是一个连续的局部鞅, 且 $M(0) = 0$。

根据带跳跃的 Lévy 过程的指数鞅不等式[65], 取 $T = m$, $\alpha = \varepsilon$, $\beta = \varepsilon m$, 其中 $m \in \mathbb{N}$, $0 < \varepsilon < 1$, 得:

$$
\begin{aligned}
P\bigg\{ & \sup_{0 \leqslant t \leqslant m} \bigg[M(t) - \frac{\varepsilon}{2} \int_0^t \left(1 - \sum_{m=1}^{n} \varphi_m(s)\right)^2 \sigma_k^2 \mathrm{d}s - \\
& \frac{1}{\varepsilon} \int_0^t \int_{|u^k|<1} \left(\left(1 + \left(1 - \sum_{m=1}^{n} \varphi_m(s)\right) u^k\right)^\varepsilon - \right. \\
& \left. 1 - \varepsilon \log\left(1 + \left(1 - \sum_{m=1}^{n} \varphi_m(s)\right) u^k\right)\right) \nu^k(\mathrm{d}u^k) \mathrm{d}s \bigg] > \varepsilon m \bigg\} \leqslant \mathrm{e}^{-\varepsilon^2 m}
\end{aligned}
$$

由于 $\sum\limits_{m=1}^{\infty} \mathrm{e}^{-\varepsilon^2 m} < \infty$, 根据 Borel–Cantelli 引理[30] 和初等概率计算, 可得:

$$P\Big[\liminf_{m\to\infty}\Big\{\sup_{0\leqslant t\leqslant m}\Big[M(t) - \frac{\varepsilon}{2}\int_0^t\Big(1 - \sum_{m=1}^n \varphi_m(s)\Big)^2\sigma_k^2\mathrm{d}s -$$

$$\frac{1}{\varepsilon}\int_0^t\int_{|u^k|<1}\Big(\Big(1 + \Big(1 - \sum_{m=1}^n \varphi_m(s)\Big)u^k\Big)^\varepsilon -$$

$$1 - \varepsilon\log\Big(1 + \Big(1 - \sum_{m=1}^n \varphi_m(s)\Big)u^k\Big)\Big)\nu^k(\mathrm{d}u^k)\mathrm{d}s\Big] \leqslant \varepsilon m\Big\}\Big] = 1$$

故存在一个正整数 $m_0 > 0$, 使得对所有的 $m \geqslant m_0$ 和 $0 \leqslant t \leqslant m$, 有:

$$M(t) \leqslant \frac{\varepsilon}{2}\int_0^t\Big(1 - \sum_{m=1}^n \varphi_m(s)\Big)^2\sigma_k^2\mathrm{d}s + \frac{1}{\varepsilon}\int_0^t\int_{|u^k|<1}\Big\{\Big[1 + \Big(1 - \sum_{m=1}^n \varphi_m(s)\Big)u^k\Big]^\varepsilon -$$

$$1 - \varepsilon\log\Big[1 + \Big(1 - \sum_{m=1}^n \varphi_m(s)\Big)u^k\Big]\Big\}\nu^k(\mathrm{d}u^k)\mathrm{d}s + \varepsilon m \tag{4-20}$$

将不等式 (4-20) 代入式 (4-19), 可以得到:

$$\log\varphi_k(t) \leqslant \log\varphi_k(0) + \varepsilon m - (\beta_k\delta + \gamma_k)t - \frac{1}{2}(1-\varepsilon)\int_0^t\Big(1 - \sum_{m=1}^n \varphi_m(s)\Big)^2\sigma_k^2\mathrm{d}s +$$

$$\frac{1}{\varepsilon}\int_0^t\int_{|u^k|<1}\Big\{\Big[1 + \Big(1 - \sum_{m=1}^n \varphi_m(s)\Big)u^k\Big]^\varepsilon - 1 -$$

$$\varepsilon\Big(1 - \sum_{m=1}^n \varphi_m(s)\Big)u^k\Big\}\nu^k(\mathrm{d}u^k)\mathrm{d}s \tag{4-21}$$

由于 $0 < \varepsilon < 1$, 根据引理 4.1 中的不等式 (4-6), 得:

$$\Big[1 + \Big(1 - \sum_{m=1}^n \varphi_m(s)\Big)u^k\Big]^\varepsilon - 1 - \varepsilon\Big(1 - \sum_{m=1}^n \varphi_m(s)\Big)u^k \leqslant 0$$

从而, 对任意的 $m \geqslant m_0 > 1$ 和 $m - 1 \leqslant t \leqslant m$, 有:

$$\frac{\log\varphi_k(t)}{t} \leqslant \frac{\log\varphi_k(0)}{t} + \frac{\varepsilon m}{m-1} - (\beta_k\delta + \gamma_k)$$

令 $t \to \infty$, 可得:

$$\limsup_{t\to\infty} \frac{\log \varphi_k(t)}{t} \leqslant -(\beta_k\delta + \gamma_k) + \varepsilon \ \text{a.s.}$$

再由 ε 的任意性, 得:

$$\limsup_{t\to\infty} \frac{\log \varphi_k(t)}{t} \leqslant -(\beta_k\delta + \gamma_k) < 0 \ \text{a.s.} \tag{4-22}$$

故存在一个常数 $\theta = \delta/n > 0$, 使得对充分大的 t, 有:

$$\varphi_k(t) < \theta$$

从而

$$1 + \delta \leqslant \sum_{k=1}^{n} I_k(t) \leqslant \sum_{k=1}^{n} \varphi_k(t) < \delta$$

得到矛盾。因此定理 4.2 得证。

4.4 无病平衡点的随机稳定性

显然, 确定性多菌株传染病模型 (4-1) 始终存在无病平衡点 $\bar{I} = (\bar{I}_1, \cdots, \bar{I}_n) = (0, \cdots, 0)$, 且对于第 k 种菌株, 其相应的基本再生数为:

$$R_k = \frac{\beta_k}{\gamma_k}, \ k = 1, 2, \cdots, n$$

如果对于所有的 $k = 1, 2, \cdots, n$, 均有 $R_k < 1$, 则无病平衡点是全局渐近稳定的, 即所有的菌株全部灭绝, 从而疾病灭绝。根据由 Lévy 噪声驱动的随机微分方程的平凡解的定义[63-64] 知, 无病平衡点 $\bar{I} = (\bar{I}_1, \cdots, \bar{I}_n) = (0, \cdots, 0)$ 也是随机模型 (4-5) 的平凡解。在这一部分, 根据文献 [171-174] 中的方法, 研究随机模型 (4-5) 的无病平衡点 $\bar{I} = (\bar{I}_1, \cdots, \bar{I}_n) = (0, \cdots, 0)$ 的随机稳定性, 包括以概率稳定性和 p 阶矩渐近稳定性, 从而在一定程度上反映疾病的灭绝。首先, 定义阈值

$$R_k^S = \frac{\beta_k}{\gamma_k} + \frac{\sigma_k^2}{2\gamma_k} + \frac{1}{2\gamma_k} \int_{|u^k|<1} (u^k)^2 \nu^k(\mathrm{d}u^k) = R_k + \frac{\sigma_k^2}{2\gamma_k} + \frac{1}{2\gamma_k} \int_{|u^k|<1} (u^k)^2 \nu^k(\mathrm{d}u^k)$$

定理 4.3 若假设 4.1 成立, 如果 $R_k^S < 1$, 则随机模型 (4-5) 的无病平衡点是以概率稳定的, 即疾病以概率灭绝。

证明　考虑随机 Lyapunov 函数:

$$V(I(t)) = \sum_{k=1}^{n} I_k^2(t),\ I(t) = (I_1(t), \cdots, I_n(t))^{\mathrm{T}} \in \Omega$$

根据 Itô 公式, 得:

$$LV(I(t)) = 2\sum_{k=1}^{n}\Big[\beta_k\Big(1-\sum_{m=1}^{n}I_m(t)\Big)-\gamma_k+\frac{1}{2}\Big(1-\sum_{m=1}^{n}I_m(t)\Big)^2\sigma_k^2\Big]I_k^2(t)+$$

$$\sum_{k=1}^{n}\int_{|u^k|<1}\Big[\Big(1-\sum_{m=1}^{n}I_m(t)\Big)u^k\Big]^2 I_k^2(t)\nu^k(\mathrm{d}u^k) \tag{4-23}$$

由于随机模型式 (4-5) 的解几乎必然满足 $I(t) = (I_1(t), \cdots, I_n(t))^{\mathrm{T}} \in \Omega$, 则:

$$LV(I(t)) \leqslant 2\sum_{k=1}^{n}\Big(\beta_k-\gamma_k+\frac{1}{2}\sigma_k^2+\frac{1}{2}\int_{|u^k|<1}(u^k)^2\nu^k(\mathrm{d}u^k)\Big)I_k^2(t)$$

$$= 2\sum_{k=1}^{n}\gamma_k(R_k^S-1)I_k^2(t) \tag{4-24}$$

如果 $R_k^S < 1$, 则:

$$LV(I(t)) \leqslant 2\sum_{k=1}^{n}\gamma_k(R_k^S-1)I_k^2(t) < 0$$

因此, 由定理 1.6 知, 无病平衡点是以概率稳定的。从而定理 4.3 得证。

为了分析无病平衡点的 p 阶矩渐近稳定性, 首先证明随机模型 (4-5) 解的 p 阶矩是有界的。

定理 4.4　若假设 4.1 成立, 如果 $R_k^S < 1$, 则对任意的 $p > 0$, 存在一个正常数 $K > 0$ 使得:

$$E|I(t)|^p \leqslant K \tag{4-25}$$

证明　考虑函数

$$V(I(t)) = \sum_{k=1}^{n} I_k^p(t),\ I(t) = (I_1(t), \cdots, I_n(t))^{\mathrm{T}} \in \Omega$$

对于任意的 $p > 0$, 分别考虑 $p \geqslant 1$ 和 $p \in (0,1)$。首先对任意 $p \geqslant 1$, 由于随机模型 (4-5) 的解满足 $I(t) = (I_1(t), \cdots, I_n(t))^{\mathrm{T}} \in \Omega$, 则:

$$0 < V(I(t)) = \sum_{k=1}^{n} I_k^p(t) \leqslant \sum_{k=1}^{n} I_k(t) \leqslant 1$$

因此

$$EV(I(t)) = E\Big(\sum_{k=1}^{n} I_k^p(t)\Big) \leqslant E\Big(\sum_{k=1}^{n} I_k(t)\Big) \leqslant 1 \tag{4-26}$$

接下来, 考虑对任意的 $p \in (0,1)$, 根据伊藤公式, 并积分, 得:

$$V(I(t)) = V(I(0)) + \int_0^t LV(I(s))\mathrm{d}s + p\sum_{k=1}^{n}\int_0^t (1 - \sum_{m=1}^{n} I_m(s))\sigma_k I_k^p(s)\mathrm{d}B_s^k +$$

$$\sum_{k=1}^{n}\int_0^t \int_{|u^k|<1} \Big\{\Big[1 + \Big(1 - \sum_{m=1}^{n} I_m(s-)\Big)u^k\Big]^p - 1\Big\}I_k^p(s-)\tilde{N}^k(\mathrm{d}s,\mathrm{d}u^k)$$

$$\tag{4-27}$$

其中

$$LV(I(s)) = p\sum_{k=1}^{n}\Big[\beta_k\Big(1 - \sum_{m=1}^{n} I_m(s)\Big) - \gamma_k - \frac{1}{2}(1-p)\Big(1 - \sum_{m=1}^{n} I_m(s)\Big)^2\sigma_k^2\Big]I_k^p(s) +$$

$$\sum_{k=1}^{n}\int_{|u^k|<1}\Big\{\Big[1 + \Big(1 - \sum_{m=1}^{n} I_m(s)\Big)u^k\Big]^p - 1 -$$

$$p\Big(1 - \sum_{m=1}^{n} I_m(s)\Big)u^k\Big\}I_k^p(s)\nu^k(\mathrm{d}u^k)$$

根据随机模型 (4-5) 的解满足 $I(t) = (I_1(t), \cdots, I_n(t))^{\mathrm{T}} \in \Omega$, 可得:

$$LV(I(s)) \leqslant p\sum_{k=1}^{n}\gamma_k(R_k^S - 1)I_k^p(s)$$

如果 $R_k^S < 1$, 则在等式 (4-27) 两端取期望得到:

$$EV(I(t)) \leqslant V(I(0)) + E\int_0^t LV(I(s))\mathrm{d}s$$

$$\leqslant V(I(0)) + pE\sum_{k=1}^{n}\int_0^t \gamma_k(R_k^S - 1)I_k^p(s)\mathrm{d}s \leqslant V(I(0)) \tag{4-28}$$

根据式 (4-26) 和式 (4-28), 对任意的 $p > 0$, 可以得到:

$$EV(I(t)) \leqslant \max\{1, V(I(0))\} \tag{4-29}$$

再由引理 4.1 中的不等式 (4-8), 得:

$$n^{(1-\frac{p}{2})\wedge 0}|I(t)|^p \leqslant \sum_{k=1}^{n} I_k^p(t) \leqslant n^{(1-\frac{p}{2})\vee 0}|I(t)|^p$$

因此, 存在一个常数 $K = \max\{1, V(I(0))\}/n^{(1-\frac{p}{2})\wedge 0}$ 使得:

$$E|I(t)|^p \leqslant K$$

接下来对任意的 $p > 0$, 证明随机模型 (4-5) 无病平衡点是 p 阶矩渐近稳定的, 同样可以反映疾病的灭绝情况。

定理 4.5 若假设 4.1 成立, 如果 $R_k^S < 1$, 对任意的 $p > 0$, 无病平衡点是 p 阶矩渐近稳定的, 即:

$$\lim_{t \to \infty} E|I(t)|^p = 0 \tag{4-30}$$

当 $p = 2$ 时, 称无病平衡点是均方渐近稳定的。

证明 对于任意的 $p > 0$, 分别考虑 $p \geqslant 2$ 和 $p \in (0,2)$。首先, 当 $p \geqslant 2$ 时, 对任意的 $r > t$, 根据伊藤公式得到:

$$I_k^p(r) = I_k^p(t) + \int_t^r p\Big(1 - \sum_{m=1}^{n} I_m(\tau)\Big)\sigma_k I_k^p(\tau)\mathrm{d}B_\tau^k +$$

$$p\int_t^r \Big[\beta_k\Big(1 - \sum_{m=1}^{n} I_m(\tau)\Big) - \gamma_k + \frac{1}{2}(p-1)\Big(1 - \sum_{m=1}^{n} I_m(\tau)\Big)^2 \sigma_k^2\Big] I_k^p(\tau)\mathrm{d}\tau +$$

$$\int_t^r \int_{|u^k|<1} \Big\{\Big[1 + \Big(1 - \sum_{m=1}^{n} I_m(\tau)\Big)u^k\Big]^p - 1 -$$

$$p\Big(1 - \sum_{m=1}^{n} I_m(\tau)\Big)u^k\Big\} I_k^p(\tau)\nu^k(\mathrm{d}u^k)\mathrm{d}\tau +$$

$$\int_t^r \int_{|u^k|<1} \Big\{\Big[1 + \Big(1 - \sum_{m=1}^{n} I_m(\tau-)\Big)u^k\Big]^p - 1\Big\} I_k^p(\tau-)\tilde{N}^k(\mathrm{d}\tau, \mathrm{d}u^k) \tag{4-31}$$

再由定理 4.1 知, 随机模型 (4-5) 的解几乎必然满足 $I(t) = (I_1(t), \cdots, I_n(t))^{\mathrm{T}} \in \Omega$, 从而可以得到:

$$\beta_k\Big(1 - \sum_{m=1}^{n} I_m(\tau)\Big) - \gamma_k + \frac{1}{2}(p-1)\Big(1 - \sum_{m=1}^{n} I_m(\tau)\Big)^2 \sigma_k^2 \leqslant \beta_k - \gamma_k + \frac{1}{2}(p-1)\sigma_k^2$$

即:

$$p \int_t^r \Big[\beta_k \Big(1 - \sum_{m=1}^n I_m(\tau)\Big) - \gamma_k + \frac{1}{2}(p-1)\Big(1 - \sum_{m=1}^n I_m(\tau)\Big)^2 \sigma_k^2\Big] I_k^p(\tau)\mathrm{d}\tau$$

$$\leqslant p \Big[\beta_k - \gamma_k + \frac{1}{2}(p-1)\sigma_k^2\Big] \int_t^r I_k^p(\tau)\mathrm{d}\tau$$

从而式 (4-31) 可以转化为:

$$I_k^p(r) \leqslant I_k^p(t) + p\Big[\beta_k - \gamma_k + \frac{1}{2}(p-1)\sigma_k^2\Big] \int_t^r I_k^p(\tau)\mathrm{d}\tau +$$

$$\int_t^r p\Big(1 - \sum_{m=1}^n I_m(\tau)\Big)\sigma_k I_k^p(\tau)\mathrm{d}B_\tau^k +$$

$$\int_t^r \int_{|u^k|<1} \Big\{\Big[1 + \Big(1 - \sum_{m=1}^n I_m(\tau)\Big)u^k\Big]^p - 1 -$$

$$p\Big(1 - \sum_{m=1}^n I_m(\tau)\Big)u^k\Big\} I_k^p(\tau)\nu^k(\mathrm{d}u^k)\mathrm{d}\tau +$$

$$\int_t^r \int_{|u^k|<1} \Big\{\Big[1 + \Big(1 - \sum_{m=1}^n I_m(\tau-)\Big)u^k\Big]^p - 1\Big\} I_k^p(\tau-)\tilde{N}^k(\mathrm{d}\tau,\mathrm{d}u^k)$$

因此, 对任意的 $\delta \geqslant 0$, 有:

$$E\Big[\sup_{t \leqslant r \leqslant t+\delta} I_k^p(r)\Big] \leqslant EI_k^p(t) + p\Big[\beta_k - \gamma_k + \frac{1}{2}(p-1)\sigma_k^2\Big] \int_t^{t+\delta} EI_k^p(\tau)\mathrm{d}\tau +$$

$$E\Big[\sup_{t \leqslant r \leqslant t+\delta} \int_t^r p\Big(1 - \sum_{m=1}^n I_m(\tau)\Big)\sigma_k I_k^p(\tau)\mathrm{d}B_\tau^k\Big] +$$

$$E\Big\{\sup_{t \leqslant r \leqslant t+\delta} \Big[\int_t^r \int_{|u^k|<1} \Big(\Big(1 + \Big(1 - \sum_{m=1}^n I_m(\tau-)\Big)u^k\Big)^p - 1\Big)$$

$$I_k^p(\tau-)\tilde{N}^k(\mathrm{d}\tau,\mathrm{d}u^k) + \int_t^r \int_{|u^k|<1} \Big(\Big(1 + \Big(1 - \sum_{m=1}^n I_m(\tau)\Big)u^k\Big)^p -$$

$$1 - p\Big(1 - \sum_{m=1}^n I_m(\tau)\Big)u^k\Big) I_k^p(\tau)\nu^k(\mathrm{d}u^k)\mathrm{d}\tau\Big]\Big\} \tag{4-32}$$

根据 Burkholder–Davis–Gundy 不等式[30], 得:

$$E\Big[\sup_{t\leqslant r\leqslant t+\delta}\int_t^r p\Big(1-\sum_{m=1}^n I_m(\tau)\Big)\sigma_k I_k^p(\tau)\mathrm{d}B_\tau^k\Big]$$

$$\leqslant 4\sqrt{2}E\Big[\int_t^{t+\delta}p^2\Big(1-\sum_{m=1}^n I_m(\tau)\Big)^2\sigma_k^2 I_k^{2p}(\tau)\mathrm{d}\tau\Big]^{\frac{1}{2}}$$

$$\leqslant 4\sqrt{2}E\Big[\sup_{t\leqslant r\leqslant t+\delta}I_k^p(r)\int_t^{t+\delta}p^2\Big(1-\sum_{m=1}^n I_m(\tau)\Big)^2\sigma_k^2 I_k^p(\tau)\mathrm{d}\tau\Big]^{\frac{1}{2}}$$

$$\leqslant \frac{1}{2}E\Big[\sup_{t\leqslant r\leqslant t+\delta}I_k^p(r)\Big]+16p^2\sigma_k^2\int_t^{t+\delta}EI_k^p(\tau)\mathrm{d}\tau \tag{4-33}$$

利用 Kunita 估计[62,175], 对任意的 $p\geqslant 2$, 存在两个依赖于 p 的正常数 $C_1(p)>0,\,C_2(p)>0$, 使得:

$$E\Big\{\sup_{t\leqslant r\leqslant t+\delta}\Big[\int_t^r\int_{|u^k|<1}\Big(\Big(1+\Big(1-\sum_{m=1}^n I_m(\tau-)\Big)u^k\Big)^p-1\Big)I_k^p(\tau-)\tilde{N}^k(\mathrm{d}\tau,\mathrm{d}u^k)+$$

$$\int_t^r\int_{|u^k|<1}\Big(\Big(1+\Big(1-\sum_{m=1}^n I_m(\tau)\Big)u^k\Big)^p-1-$$

$$p\Big(1-\sum_{m=1}^n I_m(\tau)\Big)u^k\Big)I_k^p(\tau)\nu^k(\mathrm{d}u^k)\mathrm{d}\tau\Big]\Big\}$$

$$\leqslant C_1(p)E\Big[\Big(\int_t^{t+\delta}\int_{|u^k|<1}\Big(1-\sum_{m=1}^n I_m(\tau)\Big)^2(u^k)^2 I_k^2(\tau)\nu^k(\mathrm{d}u^k)\mathrm{d}\tau\Big)^{\frac{p}{2}}\Big]+$$

$$C_2(p)E\Big[\int_t^{t+\delta}\int_{|u^k|<1}\Big(1-\sum_{m=1}^n I_m(\tau)\Big)^p(u^k)^p I_k^p(\tau)\nu^k(\mathrm{d}u^k)\mathrm{d}\tau\Big]$$

$$\tag{4-34}$$

再利用 Hölder 不等式, 得:

$$E\Big[\Big(\int_t^{t+\delta}\int_{|u^k|<1}\Big(1-\sum_{m=1}^n I_m(\tau)\Big)^2(u^k)^2 I_k^2(\tau)\nu^k(\mathrm{d}u^k)\mathrm{d}\tau\Big)^{\frac{p}{2}}\Big]$$

$$\leqslant \delta^{\frac{p}{2}-1}E\Big[\int_t^{t+\delta}\Big(\int_{|u^k|<1}\Big(1-\sum_{m=1}^n I_m(\tau)\Big)^2(u^k)^2 I_k^2(\tau)\nu^k(\mathrm{d}u^k)\Big)^{\frac{p}{2}}\mathrm{d}\tau\Big] \tag{4-35}$$

将式 (4-35) 代入式 (4-34), 得:

$$E\Big\{\sup_{t\leqslant r\leqslant t+\delta}\Big[\int_t^r\int_{|u^k|<1}\Big(\Big(1+\Big(1-\sum_{m=1}^n I_m(\tau-)\Big)u^k\Big)^p-1\Big)I_k^p(\tau-)\tilde{N}^k(\mathrm{d}\tau,\mathrm{d}u^k)+$$

$$\int_t^r \int_{|u^k|<1} \left(\left(1 + \left(1 - \sum_{m=1}^n I_m(\tau)\right)u^k\right)^p - 1 - \right.$$

$$p\left(1 - \sum_{m=1}^n I_m(\tau)\right)u^k\right) I_k^p(\tau)\nu^k(\mathrm{d}u^k)\mathrm{d}\tau\right\}$$

$$\leqslant \left[C_1(p)\delta^{\frac{p}{2}-1}\left(\int_{|u^k|<1}(u^k)^2\nu^k(\mathrm{d}u^k)\right)^{\frac{p}{2}} + \right.$$

$$C_2(p)\int_{|u^k|<1}(u^k)^p\nu^k(\mathrm{d}u^k)\right] \int_t^{t+\delta} EI_k^p(\tau)\mathrm{d}\tau \tag{4-36}$$

又由于

$$\int_t^{t+\delta} EI_k^p(\tau)\mathrm{d}\tau \leqslant \delta E\left[\sup_{t\leqslant r\leqslant t+\delta} I_k^p(r)\right] \tag{4-37}$$

将不等式 (4-33)、式 (4-36) 和式 (4-37) 代入式 (4-32), 得:

$$E\left[\sup_{t\leqslant r\leqslant t+\delta} I_k^p(r)\right] \leqslant 2EI_k^p(t) + cE\left[\sup_{t\leqslant r\leqslant t+\delta} I_k^p(r)\right] \tag{4-38}$$

式中,

$$c = 2\delta\left[p\left(\beta_k - \gamma_k + \frac{1}{2}(p-1)\sigma_k^2\right) + 16p^2\sigma_k^2 + \right.$$

$$C_1(p)\delta^{\frac{p}{2}-1}\left(\int_{|u^k|<1}(u^k)^2\nu^k(\mathrm{d}u^k)\right)^{\frac{p}{2}} + C_2(p)\int_{|u^k|<1}(u^k)^p\nu^k(\mathrm{d}u^k)\right]$$

取 $\delta > 0$ 且充分小, 使得 $c < 1$, 则:

$$E\left[\sup_{t\leqslant r\leqslant t+\delta} I_k^p(r)\right] \leqslant \frac{2}{1-c}EI_k^p(t) \tag{4-39}$$

根据定理 4.4 知, 对任意的 $p \in (0,1)$, 有

$$0 \leqslant E\sum_{k=1}^n I_k^p(t) \leqslant \sum_{k=1}^n I_k^p(0) + pE\sum_{k=1}^n \int_0^t R_k I_k^p(s)\mathrm{d}s \tag{4-40}$$

进而由式 (4-40) 可得:

$$\int_0^\infty E\sum_{k=1}^n I_k^p(t)\mathrm{d}t < \infty, \ p \in (0,1)$$

因此

$$\int_0^\infty EI_k^p(t)\mathrm{d}t < \infty, \ p \in (0,1)$$

由于 $I(t) = (I_1(t), \cdots, I_n(t))^{\mathrm{T}} \in \Omega$, 则对任意的 $p \geqslant 2$ 和 $q \in (0,1)$, 可以得到:

$$\int_0^\infty EI_k^p(t)\mathrm{d}t < \int_0^\infty EI_k^q(t)\mathrm{d}t < \infty$$

将式 (4-39) 从 0 到 ∞ 积分, 可得:

$$\int_0^\infty E\Big[\sup_{t \leqslant r \leqslant t+\delta} I_k^p(r)\Big]\mathrm{d}t \leqslant \frac{2}{1-c}\int_0^\infty EI_k^p(t)\mathrm{d}t < \infty \qquad (4\text{-}41)$$

另外, 式 (4-41) 可以分解成:

$$\sum_{m=1}^\infty \int_{\frac{(m-1)\delta}{2}}^{\frac{m\delta}{2}} E\Big[\sup_{t \leqslant r \leqslant t+\delta} I_k^p(r)\Big]\mathrm{d}t \leqslant \frac{2}{1-c}\sum_{m=1}^\infty \int_{\frac{(m-1)\delta}{2}}^{\frac{m\delta}{2}} EI_k^p(t)\mathrm{d}t < \infty \qquad (4\text{-}42)$$

从而导出:

$$\lim_{m\to\infty} \int_{\frac{(m-1)\delta}{2}}^{\frac{m\delta}{2}} E\Big[\sup_{t \leqslant r \leqslant t+\delta} I_k^p(r)\Big]\mathrm{d}t = 0 \qquad (4\text{-}43)$$

又由于

$$E\Big[\sup_{\frac{m\delta}{2} \leqslant r \leqslant \frac{(m+1)\delta}{2}} I_k^p(r)\Big] \leqslant E\Big[\sup_{t \leqslant r \leqslant t+\delta} I_k^p(r)\Big], \ \forall \, t \in \Big[\frac{(m-1)\delta}{2}, \frac{m\delta}{2}\Big] \qquad (4\text{-}44)$$

结合式 (4-43) 和式 (4-44), 可以得到:

$$0 \leqslant \frac{\delta}{2}\lim_{m\to\infty} E\Big[\sup_{\frac{m\delta}{2} \leqslant r \leqslant \frac{(m+1)\delta}{2}} I_k^p(r)\Big] = \lim_{m\to\infty} \int_{\frac{(m-1)\delta}{2}}^{\frac{m\delta}{2}} E\Big[\sup_{\frac{m\delta}{2} \leqslant r \leqslant \frac{(m+1)\delta}{2}} I_k^p(r)\Big]\mathrm{d}t$$

$$\leqslant \lim_{m\to\infty} \int_{\frac{(m-1)\delta}{2}}^{\frac{m\delta}{2}} E\Big[\sup_{t \leqslant r \leqslant t+\delta} I_k^p(r)\Big]\mathrm{d}t = 0$$

因此

$$\lim_{m\to\infty} E\Big[\sup_{\frac{m\delta}{2} \leqslant r \leqslant \frac{(m+1)\delta}{2}} I_k^p(r)\Big] = 0 \qquad (4\text{-}45)$$

根据不等式 (4-8), 从式 (4-45) 知, 对任意的 $p \geqslant 2$, 有

$$\lim_{t \to \infty} E|I(t)|^p = 0$$

对任意的 $0 < p < 2$, 由 Hölder 不等式得到:

$$\lim_{t \to \infty} E|I(t)|^p \leqslant \lim_{t \to \infty} (E|I(t)|^2)^{\frac{p}{2}} = 0$$

因此, 对任意的 $p > 0$, 有

$$\lim_{t \to \infty} E|I(t)|^p = 0$$

则无病平衡点是 p 阶矩渐近稳定的, 从而定理 4.5 得证。

4.5 随机模型解的动力学性能

对于确定性多菌株模型 (4-1), 由于竞争排斥原理, 所有菌株不可能在无限的时间内同时存在, 从而确定性模型不存在地方病平衡点。如果有一种菌株存在, 则表明疾病会持久存在, 从数学的角度即为如果存在某个 $k \in \{1, 2, \cdots, n\}$, 使得其相应的基本再生数大于 1 (即 $R_k > 1$), 则此菌株成为优势菌株而持久存在 (此时其他类型的菌株均在竞争中灭绝), 从而疾病将会持久。对于随机模型 (4-5), 同样不存在地方病平衡点, 从而为了分析疾病何时流行, 可以通过分析随机模型 (4-5) 在时间平均意义下的持久性来反映疾病的持久。首先, 定义阈值

$$\tilde{R}_k^S = \frac{\beta_k}{\gamma_k} - \frac{\sigma_k^2}{2\gamma_k} - \frac{1}{2\gamma_k} \int_{|u^k|<1} (u^k)^2 \nu^k(\mathrm{d}u^k) = R_k - \frac{\sigma_k^2}{2\gamma_k} - \frac{1}{2\gamma_k} \int_{|u^k|<1} (u^k)^2 \nu^k(\mathrm{d}u^k)$$

定理 4.6 若假设 4.1 成立。如果存在某个 $k \in \{1, 2, \cdots, n\}$ 使得 $\tilde{R}_k^S > 1$, 则对任意给定的初始值 $I(0) = (I_1(0), \cdots, I_n(0))^{\mathrm{T}} \in \Omega$, 随机模型 (4-5) 的解满足

$$\liminf_{t \to \infty} \frac{1}{t} \int_0^t \sum_{m=1}^n I_m(s)\mathrm{d}s \geqslant \frac{\tilde{R}_k^S - 1}{\tilde{R}_k^S} > 0 \text{ a.s.} \tag{4-46}$$

则表明疾病在时间均值意义下是持久的。

证明 根据伊藤公式, 可以得到:

$$\log I_k(t) = \log I_k(0) + \int_0^t \left(1 - \sum_{m=1}^n I_m(s)\right) \sigma_k \mathrm{d}B_s^k +$$

$$\int_0^t \left[\beta_k \left(1 - \sum_{m=1}^n I_m(s) \right) - \gamma_k - \frac{1}{2} \left(1 - \sum_{m=1}^n I_m(s) \right)^2 \sigma_k^2 \right] \mathrm{d}s +$$

$$\int_0^t \int_{|u^k|<1} \left\{ \log \left[1 + \left(1 - \sum_{m=1}^n I_m(s) \right) u^k \right] - \left(1 - \sum_{m=1}^n I_m(s) \right) u^k \right\} \nu^k(\mathrm{d}u^k)\mathrm{d}s +$$

$$\int_0^t \int_{|u^k|<1} \log \left[1 + \left(1 - \sum_{m=1}^n I_m(s-) \right) u^k \right] \tilde{N}^k(\mathrm{d}s, \mathrm{d}u^k) \qquad (4\text{-}47)$$

注意到:

$$\beta_k \left(1 - \sum_{m=1}^n I_m(s) \right) - \gamma_k - \frac{1}{2} \left(1 - \sum_{m=1}^n I_m(s) \right)^2 \sigma_k^2 \geqslant \beta_k \left(1 - \sum_{m=1}^n I_m(s) \right) - \gamma_k - \frac{1}{2} \left(1 - \sum_{m=1}^n I_m(s) \right) \sigma_k^2$$

$$(4\text{-}48)$$

$$\log \left[1 + \left(1 - \sum_{m=1}^n I_m(s) \right) u^k \right] - \left(1 - \sum_{m=1}^n I_m(s) \right) u^k \geqslant -\frac{1}{2} \left(1 - \sum_{m=1}^n I_m(s) \right)^2 (u^k)^2$$

$$\geqslant -\frac{1}{2} \left(1 - \sum_{m=1}^n I_m(s) \right) (u^k)^2$$

$$(4\text{-}49)$$

又由于 $\sum_{m=1}^n I_m(t) \geqslant I_k(t)$,则有 $\log \sum_{m=1}^n I_m(t) \geqslant \log I_k(t)$。从而将不等式 (4-48) $\sim$ 式 (4-49) 代入式 (4-47) 得:

$$\log \sum_{m=1}^n I_m(t) \geqslant \log I_k(0) + \int_0^t \left[\beta_k \left(1 - \sum_{m=1}^n I_m(s) \right) - \gamma_k - \frac{1}{2} \left(1 - \sum_{m=1}^n I_m(s) \right) \sigma_k^2 \right] \mathrm{d}s -$$

$$\frac{1}{2} \int_0^t \int_{|u^k|<1} \left(1 - \sum_{m=1}^n I_m(s) \right) (u^k)^2 \nu^k(\mathrm{d}u^k)\mathrm{d}s + M_1(t) + M_2(t)$$

$$= \log I_k(0) + \int_0^t \gamma_k \left(\tilde{R}_k^S - 1 - \tilde{R}_k^S \sum_{m=1}^n I_m(s) \right) \mathrm{d}s + M_1(t) + M_2(t)$$

$$(4\text{-}50)$$

式中　$M_1(t) = \int_0^t \left(1 - \sum_{m=1}^n I_m(s) \right) \sigma_k \mathrm{d}B_s^k;$

$$M_2(t) = \int_0^t \int_{|u^k|<1} \log \left[1 + \left(1 - \sum_{m=1}^n I_m(s-) \right) u^k \right] \tilde{N}^k(\mathrm{d}s, \mathrm{d}u^k)\text{。}$$

则 $M_1(t)$ 和 $M_2(t)$ 是连续的局部鞅, $M_1(0) = 0$, $M_2(0) = 0$, 且满足

$$\langle M_1 \rangle(t) = \langle M_1, M_1 \rangle(t) = \int_0^t \Big(1 - \sum_{m=1}^{n} I_m(s)\Big)^2 \sigma_k^2 \mathrm{d}s,$$

$$\langle M_2 \rangle(t) = \langle M_2, M_2 \rangle(t) = \int_0^t \int_{|u^k| < 1} \Big\{ \log \Big[1 + \Big(1 - \sum_{m=1}^{n} I_m(s)\Big) u^k \Big] \Big\}^2 \nu^k(\mathrm{d}u^k)\mathrm{d}s$$

式中, $\langle M_1, M_1 \rangle(t)$ 和 $\langle M_2, M_2 \rangle(t)$ 分别为局部鞅 $M_1(t)$ 和 $M_2(t)$ 的平方变差过程[175], 并且满足

$$\rho_{M_1(t)} = \int_0^t \frac{\mathrm{d}[\langle M_1 \rangle(s)]}{(1+s)^2} \leqslant \int_0^t \sigma_k^2 \frac{\mathrm{d}s}{(1+s)^2} = \sigma_k^2 \Big(1 - \frac{1}{1+t}\Big)$$

$$\rho_{M_2(t)} = \int_0^t \frac{\mathrm{d}[\langle M_2 \rangle(s)]}{(1+s)^2} \leqslant \int_0^t \int_{|u^k| < 1} \Big(1 - \sum_{m=1}^{n} I_m(s)\Big)^2 (u^k)^2 \nu^k(\mathrm{d}u^k) \frac{\mathrm{d}s}{(1+s)^2}$$

$$\leqslant \int_0^t \int_{|u^k| < 1} (u^k)^2 \nu^k(\mathrm{d}u^k) \frac{\mathrm{d}s}{(1+s)^2} \leqslant \int_0^t C_k \frac{\mathrm{d}s}{(1+s)^2} = C_k \Big(1 - \frac{1}{1+t}\Big)$$

$$(4\text{-}51)$$

则有

$$\lim_{t \to \infty} \rho_{M_1(t)} < \infty, \quad \lim_{t \to \infty} \rho_{M_2(t)} < \infty \ \mathrm{a.s}$$

根据局部鞅的强大数定律[176], 得:

$$\lim_{t \to \infty} \frac{M_1(t)}{t} = 0, \quad \lim_{t \to \infty} \frac{M_2(t)}{t} = 0 \ \mathrm{a.s}$$

因此, 对任意的 $\varepsilon > 0$, 存在一个正常数 $T > 0$, 使得对任意的 $t > T$, 有

$$-\varepsilon t < M_1(t) + M_2(t) < \varepsilon t$$

从而

$$\log \sum_{m=1}^{n} I_m(t) \geqslant \log I_k(0) + \int_0^t \gamma_k \Big(\tilde{R}_k^S - 1 - \tilde{R}_k^S \sum_{m=1}^{n} I_m(s) \Big) \mathrm{d}s - \varepsilon t \qquad (4\text{-}52)$$

另外, 式 (4-52) 可以转换为:

$$\frac{\mathrm{d}}{\mathrm{d}t} \exp \Big(\gamma_k \tilde{R}_k^S \int_0^t \sum_{m=1}^{n} I_m(s)\mathrm{d}s \Big) \geqslant I_k(0) \gamma_k \tilde{R}_k^S \exp[(\gamma_k(\tilde{R}_k^S - 1) - \varepsilon)t] \qquad (4\text{-}53)$$

再将式 (4-53) 从 T 到 t 进行积分, 得:

$$
\begin{aligned}
\exp\Big(\gamma_k \tilde{R}_k^S \int_0^t \sum_{m=1}^n I_m(s)\mathrm{d}s\Big) \geqslant {}& \exp\Big(\gamma_k \tilde{R}_k^S \int_0^T \sum_{m=1}^n I_m(s)\mathrm{d}s\Big)+ \\
& \frac{I_k(0)\gamma_k \tilde{R}_k^S}{\gamma_k(\tilde{R}_k^S-1)-\varepsilon}\Big\{\exp[(\gamma_k(\tilde{R}_k^S-1)-\varepsilon)t]- \\
& \exp[(\gamma_k(\tilde{R}_k^S-1)-\varepsilon)T]\Big\}
\end{aligned} \tag{4-54}
$$

因此

$$
\liminf_{t\to\infty}\frac{1}{t}\int_0^t \sum_{m=1}^n I_m(s)\mathrm{d}s \geqslant \frac{\gamma_k(\tilde{R}_k^S-1)-\varepsilon}{\gamma_k \tilde{R}_k^S}\ \text{a.s.}
$$

如果 $\tilde{R}_k^S > 1$, 再由 ε 的任意性可得:

$$
\liminf_{t\to\infty}\frac{1}{t}\int_0^t \sum_{m=1}^n I_m(s)\mathrm{d}s \geqslant \frac{\gamma_k(\tilde{R}_k^S-1)}{\gamma_k \tilde{R}_k^S} > 0\ \text{a.s.}
$$

注释 4.1　根据定理 4.3 和定理 4.6 知, 当 $R_k^S < 1$ 时, 随机模型 (4-5) 的无病平衡点是随机稳定的, 表明疾病几乎必然灭绝; 当存在某个 k 使得 $\tilde{R}_k^S > 1$ 时, 随机模型 (4-5) 在时间均值意义下是持久的, 表明疾病会流行。对于确定性模型 (4-1), R_k 是决定疾病灭绝与否的阈值, 即当 $R_k < 1$ 时, 所有菌株均灭绝, 从而疾病趋于灭绝; 当存在某个 k 使得 $R_k > 1$ 时, 则第 k 种菌株占优, 即第 k 种菌株会持续存在, 从而疾病持久。并且这三个阈值 R_k, R_k^S, $\tilde{R}_k^S$ 的大小关系为:

$$
\tilde{R}_k^S < R_k < R_k^S
$$

如果当 $\tilde{R}_k^S < 1$ 时, 随机模型 (4-5) 的无病平衡点是随机稳定的, 该结论成立, 则可以推断出 $\tilde{R}_k^S$ 是随机模型 (4-5) 中决定疾病灭绝与否的阈值, 即当 $\tilde{R}_k^S < 1$ 时, 在随机模型 (4-5) 中所有菌株均灭绝, 从而疾病趋于灭绝; 当存在某个 k 使得 $\tilde{R}_k^S > 1$ 时, 在随机模型 (4-5) 中第 k 种菌株成为优势菌株而持久存在, 从而疾病会流行。接下来, 从数值模拟中验证推断。

4.6　随机模型和确定性模型的数值分析

本节将在数值上对确定性模型 (4-1) 和随机模型 (4-5) 的动力学行为进行分析比较。根据带 Lévy 过程的随机微分方程的数值计算方法可知, 在理论上能够构造出随机模型 (4-5) 的解 $I(t) = (I_1(t), \cdots, I_n(t))^{\mathrm{T}}$ 的任意阶离散时间的近似, 但是事实上, 计算多重随机积分是非常困难的甚至是不可行的[177]。目前, 许多文献已经研究出由 Lévy 过程驱动的随机微分方程的欧拉算法[178-181]。因此, 根据欧拉算法, 可以将增量近似记为 $\Delta L_t^i \ (i = 1, 2, \cdots, n)$。对于随机模型 (4-5) 具有多种菌株, 不妨考虑具有两种菌株的随机模型, 将随机模型的解表示离散形式:

$$
\begin{cases}
I_{1,n+1} = I_{1,n} + I_{1,n}\Big[\beta_1(1 - I_{1,n} - I_{2,n}) - \gamma_1\Big]\Delta t + I_{1,n}(1 - I_{1,n} - I_{2,n})\Delta L_t^1 \\
I_{2,n+1} = I_{2,n} + I_{2,n}\Big[\beta_2(1 - I_{1,n} - I_{2,n}) - \gamma_2\Big]\Delta t + I_{2,n}(1 - I_{1,n} - I_{2,n})\Delta L_t^2
\end{cases}
$$
(4-55)

式中, $I_{1,n}$ 和 $I_{2,n}$ 表示具有两种菌株的随机模型的解的第 n 次的欧拉近似, 其中步长选取为 $\dfrac{1}{n}$。一般情况下欧拉算法的收敛速度很慢, 且其收敛速度依赖于 Lévy 测度的尾部的性质[178]。但是, 如果 Lévy 过程中的跳跃是正常的, 则该算法以 $\dfrac{1}{n}$ 的速率收敛, 此时不妨取迭代步数 n 足够大。在随机模型 (4-5) 中, 只考虑了 Lévy 过程中的波动性较小的跳跃, 从而可以利用高斯变量去估计 Lévy 过程中的波动性较小的跳跃[182]。因此, 基于以上分析, 针对离散形式 [式 (4-55)], 引入独立同分布的随机变量序列 $\Delta L_t^i \ (i = 1, 2)$, 满足

$$
\Delta L_t^i = \left(\mu^i - \int_{|u^i| < 1} u^i \nu^i(\mathrm{d}u^i)\right)\Delta t + \sqrt{\sigma_i^2 + \int_{|u^i| < 1} (u^i)^2 \nu^i(\mathrm{d}u^i)}\sqrt{\Delta t}\, G + \sum_{m=1}^{N_{\Delta t}^i} Y_{\Delta t}^m
$$

式中　G——服从均值为 0, 方差为 1 的高斯分布 $N(0, 1)$ 的随机变量;

$\quad N_{\Delta t}^i$——泊松分布, 服从均值为 $\lambda \Delta t$ 的泊松分布;

$\quad \lambda$——跳跃强度;

$\quad Y_{\Delta t}^m$——跳跃高度, 服从高斯分布 $N(0, \delta^2)$ 的随机变量, 即平均跳跃高度是 0, 标准差为 δ。

Lévy 过程的密度函数满足 $\nu^i(x) = \dfrac{\lambda}{\delta\sqrt{2\pi}}\exp\left(-\dfrac{x^2}{2\delta^2}\right)$。

例 4.1　选取参数为:

$$\lambda = \gamma_1 = 0.5, \ \delta^2 = \gamma_2 = 0.1, \ \beta_1 = 0.2, \ \sigma_1 = 0.25, \ \beta_2 = 0.02, \ \sigma_2 = 0.15$$

首先, 计算随机模型 (4-5) 的阈值 R_1^S 和 R_2^S, 为:

$$R_1^S = \frac{\beta_1}{\gamma_1} + \frac{\sigma_1^2}{2\gamma_1} + \frac{1}{2\gamma_1}\int_{|u^1| < 1} (u^1)^2 \nu^1(\mathrm{d}u^1) = 0.56 < 1$$

$$R_2^S = \frac{\beta_2}{\gamma_2} + \frac{\sigma_2^2}{2\gamma_2} + \frac{1}{2\gamma_2} \int_{|u^2|<1} (u^2)^2 \nu^2(\mathrm{d}u^2) = 0.803 < 1$$

则定理 4.3 的条件成立, 表明无病平衡点是随机稳定的, 从而反映在随机模型 (4-5) 中, 疾病几乎必然灭绝。

对于确定性模型, 阈值分别为 $R_1 = \dfrac{\beta_1}{\gamma_1} = 0.4 < 1$ 和 $R_2 = \dfrac{\beta_2}{\gamma_2} = 0.2 < 1$, 则所有菌株均灭绝, 即疾病最终会灭绝。对确定性模型 (4-1)、由白噪声驱动的随机模型 (4-2) 和由 Lévy 噪声驱动的随机模型 (4-5), 进行数值模拟, 模拟结果如图 4-1 所示。具有两种菌株的随机模型的解均趋于 0, 这表明疾病趋于灭绝, 从而验证了所得结论定理 4.3。

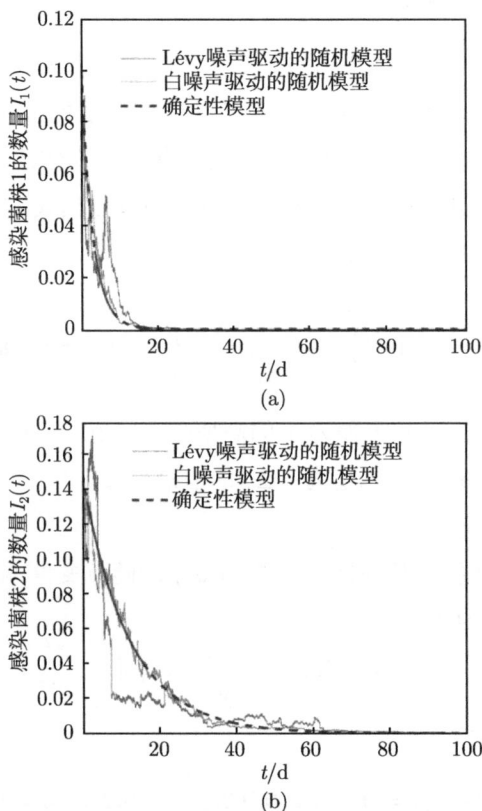

图 4-1　确定性模型 (4-1)、白噪声驱动的随机模型 (4-2) 和
Lévy 噪声驱动的随机模型 (4-5) 的解的数值模拟结果

(a) $I_1(0) = 0.1$; (b) $I_2(0) = 0.15$

例 4.2　选取参数为:

$\lambda = 0.5,\ \delta^2 = \beta_1 = 0.1,\ \gamma_1 = \sigma_2 = 0.15,\ \sigma_1 = 0.25,\ \beta_2 = 0.3,\ \gamma_2 = 0.35$

首先, 计算随机模型 (4-5) 的阈值 R_1^S 和 R_2^S 为:

$$R_1^S = \frac{\beta_1}{\gamma_1} + \frac{\sigma_1^2}{2\gamma_1} + \frac{1}{2\gamma_1} \int_{|u^1|<1} (u^1)^2 \nu^1(\mathrm{d}u^1) = 1.2 > 1$$

$$R_2^S = \frac{\beta_2}{\gamma_2} + \frac{\sigma_2^2}{2\gamma_2} + \frac{1}{2\gamma_2} \int_{|u^2|<1} (u^2)^2 \nu^2(\mathrm{d}u^2) = 1.02 > 1$$

由于 $R_1^S > 1$ 和 $R_2^S > 1$, 则定理 4.3 条件不成立; 但是从数值模拟结果发现, 随机模型 (4-5) 的无病平衡点依然是随机稳定的, 从而表明疾病是几乎必然灭绝的, 如图 4-2 所示。为了验证推断, 即阈值 $\tilde{R}_1^S$ 和 $\tilde{R}_2^S$ 是随机模型 (4-5) 中疾病灭绝与否的阈值, 进一步计算得到:

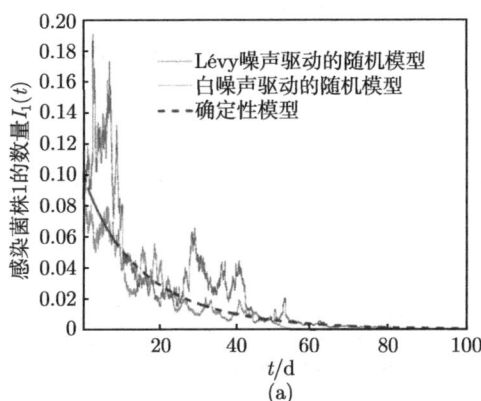

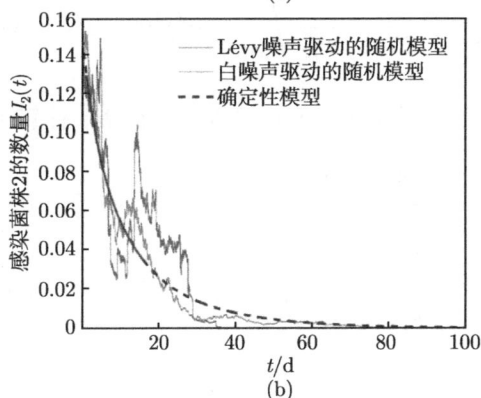

图4-2彩图

图 4-2　确定性模型 (4-1)、白噪声驱动的随机模型 (4-2) 和
Lévy 噪声驱动的随机模型 (4-5) 的解的数值模拟结果
(a) $I_1(0) = 0.1$; (b) $I_2(0) = 0.15$

$$\tilde{R}_1^S = \frac{\beta_1}{\gamma_1} - \frac{\sigma_1^2}{2\gamma_1} - \frac{1}{2\gamma_1} \int_{|u^1|<1} (u^1)^2 \nu^1(\mathrm{d}u^1) = 0.13 < 1$$

$$\tilde{R}_2^S = \frac{\beta_2}{\gamma_2} - \frac{\sigma_2^2}{2\gamma_2} - \frac{1}{2\gamma_2} \int_{|u^2|<1} (u^2)^2 \nu^2(\mathrm{d}u^2) = 0.68 < 1$$

此时, $\tilde{R}_1^S < 1$ 和 $\tilde{R}_2^S < 1$, 表明当 $\tilde{R}_k^S < 1$ 时, 在随机模型 (4-5) 中疾病灭绝。结合定理 4.6, 当存在某个 k 使得 $\tilde{R}_k^S > 1$ 成立时, 在随机模型 (4-5) 中疾病持久存在, 从而说明推断是正确的。

另外, 对于确定性模型, 计算其阈值分别为 $R_1 = \dfrac{\beta_1}{\gamma_1} = 0.67 < 1$ 和 $R_2 = \dfrac{\beta_2}{\gamma_2} = 0.86 < 1$, 则所有菌株均灭绝, 从而表明疾病最终会趋于灭绝。对确定性模型 (4-1)、由白噪声驱动的随机模型 (4-2) 和由 Lévy 噪声驱动的随机模型 (4-5) 的数值模拟结果来看 (见图 4-2), 此时疾病均趋于灭绝。

例 4.3　因为 $\tilde{R}_k^S < R_k < R_k^S$, 所以存在参数使得 $\tilde{R}_k^S < 1 < R_k < R_k^S$ 成立。因此选取参数为:

$$\lambda = 0.5, \ \delta^2 = 0.2, \ \beta_1 = 0.1, \ \gamma_1 = 0.09, \ \sigma_1 = \gamma_2 = 0.15, \ \beta_2 = 0.3, \ \sigma_2 = 0.4$$

首先, 计算随机模型 (4-5) 的阈值 R_1^S 和 R_2^S 为:

$$R_1^S = \frac{\beta_1}{\gamma_1} + \frac{\sigma_1^2}{2\gamma_1} + \frac{1}{2\gamma_1} \int_{|u^1|<1} (u^1)^2 \nu^1(\mathrm{d}u^1) = 2.16 > 1$$

$$R_2^S = \frac{\beta_2}{\gamma_2} + \frac{\sigma_2^2}{2\gamma_2} + \frac{1}{2\gamma_2} \int_{|u^2|<1} (u^2)^2 \nu^2(\mathrm{d}u^2) = 3.09 > 1$$

此时定理 4.3 的条件不成立。再对阈值 $\tilde{R}_1^S$ 和 $\tilde{R}_2^S$ 计算可得:

$$\tilde{R}_1^S = \frac{\beta_1}{\gamma_1} - \frac{\sigma_1^2}{2\gamma_1} - \frac{1}{2\gamma_1} \int_{|u^1|<1} (u^1)^2 \nu^1(\mathrm{d}u^1) = 0.066 < 1$$

$$\tilde{R}_2^S = \frac{\beta_2}{\gamma_2} - \frac{\sigma_2^2}{2\gamma_2} - \frac{1}{2\gamma_2} \int_{|u^2|<1} (u^2)^2 \nu^2(\mathrm{d}u^2) = 0.91 < 1$$

从而 $\tilde{R}_1^S < 1 < R_1^S$ 和 $\tilde{R}_2^S < 1 < R_2^S$。对于确定性模型, 阈值分别为 $R_1 = \dfrac{\beta_1}{\gamma_1} = 1.11 > 1$ 和 $R_2 = \dfrac{\beta_2}{\gamma_2} = 2 > 1$, 且 $R_2 > R_1 > 1$, 即菌株 2 对应的基本再生数大于菌株 1 对应的基本再生数, 表明菌株 2 成为优势菌株而持久存在 (菌株 1

灭绝), 因此疾病持久。此时, 确定性模型的解满足

$$\lim_{t\to\infty} I_1(t) = 0, \ \lim_{t\to\infty} I_2(t) = 0.5$$

对确定性模型 (4-1)、由白噪声驱动的随机模型 (4-2) 和由 Lévy 噪声驱动的随机模型 (4-5) 进行数值模拟, 其模拟结果如图 4-3 所示。从图 4-3 中可以看出, 尽管定理 4.3 的条件不成立, 但是当 $\tilde{R}_1^S < 1$ 和 $\tilde{R}_2^S < 1$ 时, 依然得到随机模型 (4-5) 的无病平衡点是随机稳定的, 即在随机模型 (4-5) 中两种菌株均灭绝。因此有疾病几乎必然灭绝, 从而进一步验证了推断的合理性, 即阈值 $\tilde{R}_1^S$ 和 $\tilde{R}_2^S$ 可以作为随机模型 (4-5) 中疾病灭绝与否的阈值。但是, 对于确定性模型, 因为 $R_2 > R_1 > 1$, 所以在确定性模型中始终存在一个优势菌株, 从而疾病持久存在, 从而表明当噪声强度较小时, 环境白噪声或 Lévy 噪声的存在有可能会抑制疾病的爆发。

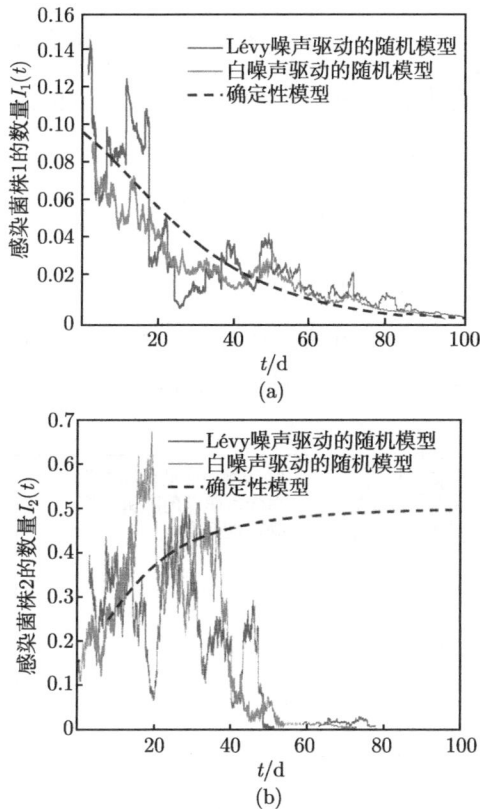

图 4-3 确定性模型 (4-1)、白噪声驱动的随机模型 (4-2) 和
Lévy 噪声驱动的随机模型 (4-5) 的解的数值模拟结果
(a) $I_1(0) = 0.1$; (b) $I_2(0) = 0.15$

· 110 ·   第 4 章   Lévy 噪声驱动下的随机多菌株 SIS 传染病模型

例 4.4   选取参数为:

$$\lambda = 0.5, \ \delta^2 = \beta_1 = \gamma_2 = 0.1, \ \gamma_1 = 0.08, \ \sigma_1 = 0.25, \ \beta_2 = 0.3, \ \sigma_2 = 0.15$$

首先, 计算随机模型 (4-5) 的阈值 $\tilde{R}_1^S$ 和 $\tilde{R}_2^S$:

$$\tilde{R}_1^S = \frac{\beta_1}{\gamma_1} - \frac{\sigma_1^2}{2\gamma_1} - \frac{1}{2\gamma_1} \int_{|u^1|<1} (u^1)^2 \nu^1(\mathrm{d}u^1) = 0.25 < 1$$

$$\tilde{R}_2^S = \frac{\beta_2}{\gamma_2} - \frac{\sigma_2^2}{2\gamma_2} - \frac{1}{2\gamma_2} \int_{|u^2|<1} (u^2)^2 \nu^2(\mathrm{d}u^2) = 2.4 > 1$$

表明定理 4.6 的条件成立, 即存在 $k = 2$ 使得 $\tilde{R}_2^S > 1$, 因此在随机模型 (4-5) 中疾病在时间均值意义下是持久的。另外, 对于确定性模型, 其阈值分别为 $R_1 = \dfrac{\beta_1}{\gamma_1} = 1.25 > 1$ 和 $R_2 = \dfrac{\beta_2}{\gamma_2} = 3 > 1$。因为 $R_2 > R_1 > 1$, 即菌株 2 相应的基本再生数大于菌株 1 的, 所以菌株 2 成为优势菌株而持久存在 (菌株 1 灭绝), 从而表明疾病持久。此时, 确定性模型的解满足:

$$\lim_{t \to \infty} I_1(t) = 0, \ \lim_{t \to \infty} I_2(t) = 0.67$$

对确定性模型 (4-1)、由白噪声驱动的随机模型 (4-2) 和由 Lévy 噪声驱动的随机模型 (4-5) 进行数值模拟, 其模拟结果如图 4-4 所示。图 4-4 表明随机模型的解会围绕确定性模型的解波动, 从而能够反映疾病将会持久存在。

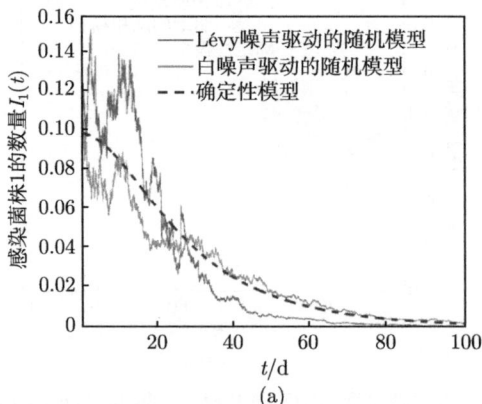

(a)

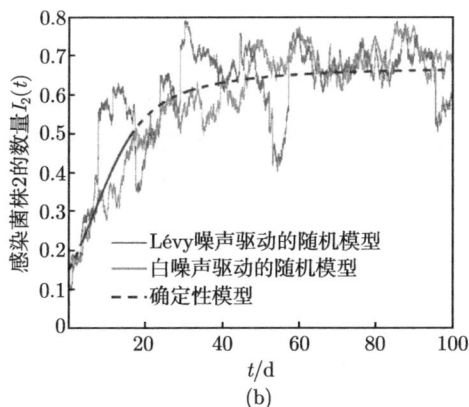

图4-4彩图

图 4-4 确定性模型 (4-1)、白噪声驱动的随机模型 (4-2) 和
Lévy 噪声驱动的随机模型 (4-5) 的解的数值模拟结果
(a) $I_1(0) = 0.1$; (b) $I_2(0) = 0.15$

本 章 小 结

本章分析环境中突发的大幅度的随机干扰对具有多菌株疾病传播的影响, 根据参数扰动的随机建模方法, 即考虑疾病各菌株的传染率系数受到 Lévy 噪声的干扰, 将环境中随机因素的扰动引入确定性多菌株模型, 建立由 Lévy 噪声驱动的随机多菌株 SIS 模型。利用由 Lévy 过程驱动的随机微分方程的理论知识, 以及数值计算方法, 对随机多菌株模型的动力学性态, 从理论和数值两个方面进行分析。首先分析该随机多菌株模型是否具有实际的生物意义, 即证明随机模型 (4-5) 的正解的全局存在唯一性, 且该解几乎必然存在于正向不变集中。证明是根据 Hasminskii–Mao 定理, 构造随机 Lyapunov 函数的分析方法, 其难度是在于 Lyapunov 函数的选取。

为了分析由 Lévy 噪声驱动的随机多菌株模型中疾病何时灭绝, 随机模型存在无病平衡点, 因此从分析随机模型 (4-5) 的无病平衡点的随机稳定性 (包括以概率稳定性和 p 阶矩渐近稳定性) 入手。首先考虑无病平衡点的以概率稳定性。通过构造随机 Lyapunov 函数, 得到了随机模型 (4-5) 的无病平衡点, 是以概率稳定的充分条件及阈值 R_k^S。表明当 $R_k^S < 1$ 时, 随机模型 (4-5) 的无病平衡点是随机稳定的, 从而疾病几乎必然灭绝。其次分析了无病平衡点的 p 阶矩渐近稳定性, 通过分析随机模型 (4-5) 解的 p 阶矩的有界性, 进一步证明得到无病平衡点是 p 阶

矩渐近稳定的充分条件。表明当 $R_k^S < 1$ 时, 随机模型 (4-5) 的无病平衡点是 p 阶矩渐近稳定的, 从而疾病最终趋于灭绝。注意到 $R_k^S > R_k$, 这里 R_k 是确定性模型的基本再生数, 即决定确定性模型中疾病灭绝与否的阈值。分析传染病动力学中另外一个至关重要的问题就是分析疾病持久的条件。随机模型 (4-5) 不存在地方病平衡点, 因此从研究随机模型 (4-5) 在时间均值意义下的持久性入手, 并且得到阈值 $\tilde{R}_k^S$, 即如果存在某个 k 使得 $\tilde{R}_k^S > 1$, 则疾病在时间均值意义下是持久的 (注意到 $\tilde{R}_k^S < R_k$)。

通过将随机模型 (4-5) 中得到的阈值 R_k^S 和 $\tilde{R}_k^S$, 与确定性模型的基本再生数 R_k 进行比较, 发现 $\tilde{R}_k^S < R_k < R_k^S$。并且根据随机模型 (4-5) 的理论研究结果知, 当 $R_k^S < 1$ 时, 疾病最终会趋于灭绝; 当 $\tilde{R}_k^S > 1$ 时, 疾病将会持久存在。进一步结合数值模拟结果, 可以推断在随机模型中 $\tilde{R}_k^S$ 是决定疾病灭绝与否的阈值, 即当 $\tilde{R}_k^S < 1$ 时, 疾病最终趋于灭绝; 当存在某个 k 使得 $\tilde{R}_k^S > 1$ 时, 疾病将会在很长一段时间内持久存在。由于 $\tilde{R}_k^S < R_k$, 表明 Lévy 噪声的存在降低了疾病灭绝的阈值, 且从数值模拟结果中发现, 当 $\tilde{R}_k^S < 1 < R_k$ 时, 在随机模型中, 疾病趋于灭绝; 然而在确定性模型中, 存在一个优势菌株使得疾病持久存在。从而在一定程度上能够反映 Lévy 噪声的存在有可能会抑制疾病的爆发。因此环境中的一些突发的大幅度的随机因素的扰动, 在传染病动力学的建模过程中是不能忽略的。

附录　主要符号说明

$\mathbb{R}$	实数空间
$\mathbb{R}_+$	非负实数空间
$\mathbb{R}^n$	n 维实数空间
$\mathbb{R}_+^n$	n 维非负实数空间
$a \wedge b$	a 和 b 的最小值
$a \vee b$	a 和 b 的最大值
a.s.	几乎必然 (almost surely)
$\boldsymbol{A}^{\mathrm{T}}$	矩阵 $\boldsymbol{A}$ 的转置
Δ	拉普拉斯算子：$\Delta f = \sum_i \dfrac{\partial^2 f}{\partial x_i^2}$
$P[X]$	事件 X 的概率
$E[Y]$	随机变量 Y 的期望
$E[(Y-c)^p]$	随机变量 Y 关于 c 的 p 阶矩
$\limsup$	上极限
$\liminf$	下极限
τ_G	过程 X_t 从集合 G 的首次逸出时间：$\tau_G = \inf\{t>0 : X_t \notin G\}$
τ_e	爆破时间
$C(U)$	从 U 到 $\mathbb{R}$ 的连续函数全体
$C^k(U)$	$C(U)$ 中具有 k 阶连续可微函数的全体
$C^{2,1}(\mathbb{R}^n \times \mathbb{R})$	函数集 $f(x,t) : \mathbb{R}^n \times \mathbb{R} \to \mathbb{R}$ 关于 $x \in \mathbb{R}^n$ 是 C^2 连续的 而关于 $t \in \mathbb{R}$ 是 C^1 连续的

参 考 文 献

[1] 马知恩, 周义仓, 王稳地, 等. 传染病动力学的数学建模与研究 [M]. 北京: 科学出版社, 2004.

[2] 马知恩, 周义仓, 吴建宏. 传染病的建模与动力学 [M]. 北京: 高等教育出版社, 2009.

[3] Anderson R, May R M. Infectious Diseases of Humen: Dynamics and Control[M]. Oxford: Oxford University Press, 1991.

[4] Keeling M J, Rohani P. Modeling Infectious Diseases in Humans and Animals[M]. Princeton: Princeton University Press, 2008.

[5] Brauer F, Castillo-Chavez C. Mathematical Models in Population Biology and Epidemiology[M]. New York: Springer, 2001.

[6] Hamer W H. Epidemic disease in England[J]. Lancet, 1906, 1: 733-739.

[7] Kermack W O, McKendrick A G. Contributions to the mathematical theory of epidemics[J]. Proc Roy Soc A, 1927, 115: 700-721.

[8] Kermack W O, McKendrick A G. Contributions to the mathematical theory of epidemics[J]. Proc Roy Soc A, 1932, 138: 55-83.

[9] Ruan S G, Wang W D. Dynamical behavior of an epidemic model with a nonlinear incidence rate[J]. J Differential Equations, 2003, 188: 135-163.

[10] Guo H B, Li M Y, Shuai ZS. Global stability of the endemic equilibrium of multigroup SIR epidemic models[J]. Can Appl Math Q, 2006, 14: 259-284.

[11] Hu Z X, Ma W B, Ruan SG. Analysis of SIR epidemic models with nonlinear incidence rate and treatment[J]. Math Biosci, 2012, 238: 12-20.

[12] Thieme H R, Castillo-Chavez C. How may infection-age-dependent infectivity affect the dynamics of HIV/AIDS?[J]. SIAM J Appl Math, 1993, 53: 1447-1479.

[13] Feng Z L, Iannelli M, Milnert F. A two trains tuberculosis model with age of infection[J]. SIAM J Appl Math, 2002, 62: 1643-1656.

[14] Nelson P W, Gilchrist M A, Coombs D, et al. An age-structured model of HIV infection that allows for variations in the production rate of viral particles and the death rate of productively infected cells[J]. Math Biosci Eng, 2004, 1(2): 267-288.

[15] Lou Y, Zhao X Q. A reaction-diffusion malaria model with incubation period in the vector population[J]. J Math Biol, 2011, 62: 543-568.

[16] Peng R, Zhao X Q. A reaction-diffusion SIS epidemic model in a time-periodic environment[J]. Nonlinearity, 2012, 25: 1451-1471.

[17] Wang W D, Zhao X Q. Basic reproduction numbers for reaction-diffusion epidemic models[J]. SIAM J Appl Dyn Syst, 2012, 11(4): 1652-1673.

[18] Cooke K L, van den Driessche P. Analysis of an SEIRS epidemic model with two delays[J]. J Math Biol, 1996, 35(2): 240-260.

[19] Culshaw R V, Ruan S G, Webb G. A mathematical model of cell-to-cell spread of HIV-1 that includes a time delay[J]. J Math Biol, 2003, 46(5): 425-444.

[20] Pawelek K A, Liu S Q, Pahlevani F, et al. A model of HIV-1 infection with two time delays: mathematical analysis and comparison with patient data[J]. Math Biosci, 2012, 235(1): 98-109.

[21] 王克. 随机生物数学模型 [M]. 北京: 科学出版社, 2010.

[22] Goel N S, Richter-Dyn N. Stochastic Models in Biology[M]. New York: Academic Press, 1974.

[23] Beddington J R, May R M. Harvesting natural populations in a randomly fluctuating environment[J]. Science, 1977, 197: 463-465.

[24] May R M. Stability and Complexity in Model Ecosystems[M]. NJ: Princeton University Press, 2001.

[25] Bayati B S, Eckhoff P A. Influence of high-order nonlinear fluctuations in the multivariate susceptible-infectious-recovered master equation[J]. Phys Rev E, 2012, 86: 062103.

[26] Allen E. Stochastic differential equations and persistence time for two interacting populations[J]. Dyn Cont Discrete Impulsive Syst, 1999, 5: 271-281.

[27] Allen E. Modeling with Itô Stochastic Differential Equations[M]. The Netherlands: Springer-Verlag, 2007.

[28] Arnold L. Stochastic Differential Equations: Theory and Application[M]. New York: Wiley, 1972.

[29] Hasminskii R Z. Stochastic Stability of Differential Equations[M]. The Netherlands: Sijthoff & Noordhoff, Alphen aan den Rijn, 1980.

[30] Mao X R. Stochastic Differential Equations and their Applications[M]. Chinester: Horwood, 1997.

[31] Mao X R, Yuan C G. Stochastic Differential Equations with Markovian Switching[M]. London: Imperial College Press, 2006.

[32] Klebaner F C. Introduction to Stochastic Calculus with Application[M]. London: Imperial College Press, 1998.

[33] Øksendal B. Stochastic Differential Equations, 6th edition[M]. New York: Springer, 2005.

[34] 胡适耕, 黄乘明, 吴付科. 随机微分方程 [M]. 北京: 科学出版社, 2008.

[35] 龚光鲁. 随机微分方程及其应用概要 [M]. 北京: 科学出版社, 2008.

[36] Itô K. Multiple Wiener integral[J]. J Math Soc, 1951, 3: 157-169.

[37] Itô K, McKean H P. Diffusion Processes and Their Sample Paths[M]. Berlin: Springer-Verlag, 1965.

[38] Buckwar E, Kelly C. Asymptotic and transient mean-square properties of stochastic systems arising in ecology, fluid dynamics, and system control[J]. SIAM J Appl Math, 2014, 74: 411-433.

[39] Truscott J E, Gilligan C A. Response of a deterministic epidemiological system to a stochastically varying environment[J]. Proc Natl Acad Sci, 2003, 100: 9067-9072.

[40] Spagnolo B, Valenti D, Fiasconaro A. Noise in ecosystems: a short review[J]. Math Biosci Eng, 2004, 1: 185-211.

[41] Artalejo J R, Lopez-Herrero M J. Stochastic epidemic models: new behavioral indicators of the disease spreading[J]. Appl Math Model, 2014, 38: 4371-4387.

[42] Ji C Y, Jiang D Q. Threshold behaviour of a stochastic SIR model[J]. Appl Math Model, 2014, 38: 5067-5079.

[43] Gray A, Greenhalgh D, Hu L, et al. A stochastic differential equation SIS epidemic model[J]. SIAM J Appl Math, 2011, 71(3): 876-902.

[44] Vicenc M, Daniel C, Werner H. Stochastic fluctuations of the transmission rate in the susceptible-infected-susceptible epidemic model[J]. Phys Rev E, 2012, 86: 011919.

[45] Li D, Cui J A, Liu M, et al. The evolutionary dynamics of stochastic epidemic model with nonlinear incidence rate[J]. Bull Math Biol, 2015, 77: 1705-1743.

[46] Cai Y L, Kang Y, Banerjee M, et al. A stochastic SIRS epidemic model with infectious force under intervention strategies[J]. J Differential Equations, 2015, 259: 7463-7502.

[47] Lin Y, Jiang D Q, Wang S. Stationary distribution of a stochastic SIS epidemic model with vaccination[J]. Phys A, 2014, 394: 187-197.

[48] Yang Q S, Mao X R. Extinction and recurrence of multi-group SEIR epidemic models with stochastic perturbations[J]. Nonlinear Anal Real World Appl, 2013, 14(3): 1434-1456.

[49] Ding Y S, Xu M, Hu L J. Asymptotic behavior and stability of a stochastic model for AIDS transmission[J]. Appl Math Comput, 2008, 204: 99-108.

[50] Van den Driessche P, Watmough J. Reproduction numbers and sub-threshold endemic equilibria for compartmental models of disease transmission[J]. Math Biosci, 2002, 180: 29-48.

[51] 陈兰荪, 陈健. 非线性生物动力系统 [M]. 北京: 科学出版社, 1993.

[52] Mao X R, Marion G, Renshaw E. Environmental Brownian noise suppresses explosions in population dynamics[J]. Stoch Proc Appl, 2002, 97: 95-110.

[53] Imhof L, Walcher S. Exclusion and persistence in the deterministic and stochastic chemostat model[J]. J Differential Equations, 2005, 217: 26-53.

[54] Liu H, Yang Q S, Jiang D Q. The asymptotic behavior of stochastically perturbed DI SIR epidemic models with saturated incidence[J]. Automatica, 2012, 48: 820-825.

[55] Zhao Y N, Jiang D Q. The threshold of a stochastic SIS epidemic model with vaccination[J]. Appl Math Comput, 2014, 243: 718-727.

[56] Zhao Y N, Jiang D Q. Dynamics of stochastically perturbed SIS epidemic model with vaccination[J]. Abstr Appl Anal, 2013, 2013: 1-12.

[57] Vitanov N K. Population dynamics in presence of state dependent fluctuations[J]. Comput Math Appl, 2014, 68: 962-971.

[58] Carletti M. On the stability properties of a stochastic model for phage-bacteria interaction in open marine environment[J]. Math Biosci, 2002, 175: 117-131.

[59] Yu J J, Jiang D Q, Shi N Z. Global stability of two-group SIR model with random perturbation[J]. J Math Anal Appl, 2009, 360: 235-244.

[60] Jovanović M, Krstic M. Stochastically perturbed vector-borne disease models with direct transmission[J]. Appl Math Model, 2012, 36: 5214-5228.

[61] Øksendal B, Sulem A. Applied Stochastic Control of Jump Diffusions[M]. New York: Springer, 2009.

[62] Kunita H. Stochastic Differential Equations based on Lévy Processes and Stochastic Flows of Diffeomorphisms, in: Real and Stochastic Analysis[M]. New Perspectives, 1984.

[63] Applebaum D. Lévy Process and Stochastic Calculus, 1st edition[M]. Cambridge: Cambridge University Press, 2004.

[64] Applebaum D. Lévy Process and Stochastic Calculus, 2ed edition[M]. Cambridge: Cambridge University Press, 2009.

[65] Applebaum D, Siakalli M. Asymptotic stability of stochastic differential equations driven by Lévy noise[J]. J Appl Prob, 2009, 46: 1116-1129.

[66] Bao J H, Yuan C G. Stochastic population dynamics driven by Lévy noise[J]. J Math Anal Appl, 2012, 391: 363-375.

[67] Liu M, Wang K. Survival analysis of a stochastic cooperation system in a polluted environment[J]. J Biol Systems, 2011, 29: 83-204.

[68] Liu M, Wang K. Dynamics of a Leslie-Gower Holling-type II predator-prey system with Lévy jumps[J]. Nonlinear Anal, 2013, 85: 204-213.

[69] Liu M, Wang K. Stochastic Lotka-Volterra systems with Lévy noise[J]. J Math Anal Appl, 2014, 410: 750-763.

[70] Zhang X H, Wang K. Stochastic SEIR model with jumps[J]. Appl Math Comput, 2014, 239: 133-143.

[71] Zhang X H, Wang K. Stochastic SIR model with jumps[J]. Appl Math Lett, 2013, 26: 867-874.

[72] Gardiner C W. Handbook of Stochastic Methods for Physics, Chemistry and the Natural Sciences[M]. Berlin: Springer-Verlag, 1990.

[73] Risken H. The Fokker-Plank Equation Methods of Solution and Application[M]. Berlin: Springer-Verlag, 1989.

[74] Horsthemke W, Lefever R. Noise-Induced Transitions. Theory and Applications in Physics, Chemistry, and Biology[M]. Berlin: Springer-Verlag, 1984.

[75] Komorowski T, Tyrcha J. Asymptotic properties of some Markov operators[J]. Bull Pol Acad Sci Math, 1989, 37: 221-228.

[76] Rudnicki R. On asymptotic stability and sweeping for Markov operators[J]. Bull Pol Acad Sci Math, 1995, 43(3): 245-262.

[77] Rudnicki R. Markov operators: Applications to diffusion processes and population dynamics[J]. Appl Math, 2000, 27(1): 67-79.

[78] Zhu C, Yin G. Asymptotic properties of hybrid diffusion systems[J]. SIAM J Control Optim, 2007, 46(4): 1155-1179.

[79] Zhang Q M, Jiang D Q, Liu Z W, et al. The long time behavior of a predator-prey model with disease in the prey by stochastic perturbation[J]. Appl Math Comput, 2014, 245: 305-320.

[80] Busenberg S, van den Driessche P. Analysis of a disease transmission model in a population with varying size[J]. J Math Biol, 1990, 28(3): 257-270.

[81] Li M, Muldowney J. Global stability for the SEIR model in epidemiology[J]. Math Biosci, 1995, 125(2): 155-164.

[82] Fan M, Li M, Wang K. Global stability of an SEIS epidemic model with recruitment and a varying total population size[J]. Math Biosci, 2001, 170(2): 199-208.

[83] Li J, Zhang J, Ma Z E. Global analysis of some epidemic models with general contact rate and constant immigration[J]. Appl Math Mech, 2004, 25(4): 396-404.

[84] Derouich M, Boutayeb A. Dengue fever: Mathematical modelling and computer simulation[J]. Appl Math Comput, 2006, 177: 528-544.

[85] Li J Q, Ma Z E. Global analysis of SIS epidemic models with variable total population size[J]. Math Comput Model, 2004, 39: 1231-1242.

[86] Zhao X, Zou X. Threshold dynamics in a delayed SIS epidemic model[J]. J Math Anal Appl, 2001, 257(2): 282-291.

[87] Safan M, Rihan F. Mathematical analysis of an SIS model with imperfect vaccination and backward bifurcation[J]. Math Comput in Simul, 2014, 96: 195-206.

[88] Hethcote H W, van den Driessche P. Some epidemiological models with nonlinear incidence[J]. J Math Biol, 1991, 29: 271-287.

[89] Mena-Lorca J, Hethcote H W. Dynamic models of infectious diseases as regulator of population sizes[J]. J Math Biol, 1992, 30(7): 693-716.

[90] Li Y M, Graef J R, Wang L C, et al. Global dynamics of a SEIR model with varying total population size[J]. Math Biosci, 1999, 160: 191-213.

[91] Hethcote H W. The mathematics of infectious diseases[J]. SIAM Rev, 2000, 42(4): 599-653.

[92] Tang S Y, Xiao Y N, Yuan L, et al. Campus quarantine (Fengxiao) for curbing emergent infectious diseases: Lessons from mitigating A/H1N1 in Xi'an, China[J]. J Theor Biol, 2012, 295: 47-58.

[93] Tang S Y, Xiao Y N, Yang Y P, et al. Community-based measures for mitigating the 2009 H1N1 pandemic in China[J]. PLoS One, 2010, 5(6): e10911.

[94] Capasso V, Serio G. A generalization of the Kermack-McKendrick deterministic epidemic model[J]. Math Biosci, 1978, 42(1): 43-61.

[95] Dietz K. Overall Population Patterns in the Transmission Cycle of Infectious Disease Agents, In Population Biology of Infectious Disease[M]. Berlin: Springer, 1982.

[96] Liu Z J. Dynamics of positive solutions to SIR and SEIR epidemic models with saturated incidence rates[J]. Nonlinear Anal Real World Appl, 2013, 14: 1286-1299.

[97] Yang J Y, Zheng F, Li X Z. Dynamics of SIS model with saturation incidence, infection age and impulsive birth[J]. Math Method Appl SCI, 2010, 33(5): 623-631.

[98] Gao S J, Chen L S, Nieto J J, et al. Analysis of a delayed epidemic model with pulse vaccination and saturation incidence[J]. Vaccine, 2006, 24: 6037-6045.

[99] Zhang T L, Teng Z D. Pulse vaccination delayed SEIRS epidemic model with saturation incidence[J]. Appl Math Model, 2008, 32: 1403-1416.

[100] Tornatore S, Buccellato S, Vetro P. Stability of a stochastic SIR system[J]. Phys A, 2005, 354: 111-126.

[101] Danal N, Greenhalgh D, Mao X R. A stochastic model of AIDS and condom use[J]. J Math Anal Appl, 2007, 325(1): 36-53.

[102] Lahrouz A, Omari L, Kiouach D. Global analysis of a deterministic and stochastic nonlinear SIRS epidemic model[J]. Nonlinear Anal Model Control, 2011, 16(1): 59-76.

[103] Liu M, Wang K. On a stochastic logistic equation with impulsive perturbations[J]. Comput Math Appl, 2012, 63, 871-886.

[104] Desmond J. An algorithmic introduction to numerical simulation of stochastic differential equations[J]. SIAM Rev, 2001, 43(3): 525-546.

[105] Zhao X Q. Dynamical Systems in Population Biology[M]. New York: Springer-Verlag, 2003.

[106] Ji C Y, Jiang D Q, Shi N Z. Multigroup SIR epidemic model with stochastic perturbation[J]. Phys A, 2011, 390: 1747-1762.

[107] Zhao Y N, Jiang D Q, O'Regan D. The extinction and persistence of the stochastic SIS epidemic model with vaccination[J]. J Phys A, 2013, 392: 4916-4927.

[108] Gumel A B, McCluskey C C, Van den Driessche P. Mathematical study of a staged-progression HIV model with imperfect vaccine[J]. Bull Math Biol, 2006, 68: 2105-2128.

[109] Xiao Y N, Tang S Y, Zhou Y C, et al. Predicting the HIV/AIDS epidemic and measuring the effect of morbidity[J]. J Theor Biol, 2013, 317: 271-285.

[110] Li J Q, Yang Y L. SIR-SVS epidemic models with continuous and impulsive vaccination strategies[J]. J Theor Biol, 2011, 280: 108-116.

[111] Zhang T L, Teng Z D. An SIRVS epidemic model with pulse vaccination strategy[J]. J Theor Biol, 2008, 250: 375-381.

[112] Liu X N, Takeuchi Y, Iwami S. SVIR epidemic models with vaccination strategies[J]. J Theor Biol, 2008, 253: 1-11.

[113] Liu D F, Wang B C. A novel time delayed HIV/AIDS model with vaccination & antiretroviral therapy and its stability analysis[J]. Appl Math Model, 2013, 37: 4608-4625.

[114] Johansson M A, Hombath J, Cummings D A. Models of the impact of dengue vaccines: a review of current research and potential approaches[J]. Vaccine, 2011, 35: 5860-5868.

[115] Pesco P, Bergero P, Fabricius G, et al. Modelling the effect of changes in vaccine effectiveness and transmission contact rates on pertussis epidemiology[J]. Epidemics, 2014, 7: 13-21.

[116] Xu R. Global stability of a delayed epidemic model with latent period and vaccination strategy[J]. Appl Math Model, 2012, 36: 5293-5300.

[117] Tornatore E, Vetro P, Buccellato S M. SVIR epidemic model with stochastic perturbation[J]. Neural Comput & Applic, 2014, 24: 309-315.

[118] Wang W D. Backward bifurcation of an epidemic model with treatment[J]. Math Biosci, 2006, 201: 58-71.

[119] Zhang X, Liu X. Backward bifurcation of an epidemic model with saturated treatment function[J]. J Math Anal Appl, 2008, 348(1): 433-443.

[120] Brauer F. Backward bifurcations in simple vaccination models[J]. J Math Anal Appl, 2004, 298: 418-431.

[121] Kribs-Zaleta C M, Martcheva M. Vaccination strategies and backward bifurcation in an age-since-infection structured model[J]. Math Biosci, 2002, 178: 317-332.

[122] Arino J, McCluskey C C, Van den Driessche P. Global results for an epidemic model with vaccination that exhibits backward bifurcation[J]. SIAM J Appl Math, 2003, 64: 260-276.

[123] Allen L J S, Bolker B M, Lou L, et al. Asymptotic profiles of the steady states for an SIS epidemic reaction-diffusion model[J]. Discrete Contin Dyn Syst A, 2008, 21: 1-20.

[124] Zhao X Q. Global dynamics of a reaction and diffusion model for Lyme disease[J]. J Math Biol, 2012, 65: 787-808.

[125] Wang W M, Cai Y L, Wu M J, et al. Complex dynamics of a reaction-diffusion epidemic model[J]. Nonlinear Anal Real World Appl, 2012, 13: 2240-2258.

[126] Arino J, Jordan R, Van den Driessche P. Quarantine in a multi-species epidemic model with spatial dynamics[J]. Math Biosci, 2007, 206: 46-60.

[127] Caraco T, Glavanakov S, Chen G, et al. Stage-structured infection transmission and a spatial epidemic: A model for Lyme disease[J]. Am Nat, 2002, 160: 348-359.

[128] Yang Q S, Mao X R. Stochastic dynamics of SIRS epidemic models with random perturbation[J]. Math Biosci Eng, 2014, 11(4): 1003-1025.

[129] Yang Q S, Jiang D Q, Shi N Z, et al. The ergodicity and extinction of stochastically perturbed SIR and SEIR epidemic models with saturated incidence[J]. J Math Anal Appl, 2012, 388(3): 248-271.

[130] Glenn Lahodny Jr, Allen L J S. Probability of a disease outbreak in stochastic multipatch epidemic models[J]. Bull Math Biol, 2013, 75: 1157-1180.

[131] Elbasha E H, Gumel A B. Theoretical assessment of public health impact of imperfect prophylactic HIV-1 vaccines with therapeutic benefits[J]. Bull Math Biol, 2006, 68: 577-614.

[132] Castillo-Chavez C, Song B J. Dynamical models of tuberculosis and their applications[J]. Math Biosci Eng, 2004, 1(2): 361-404.

[133] Zhang X, Liu X N. Backward bifurcation and global dynamics of an SIS epidemic model with general incidence rate and treatment[J]. Nonlinear Anal Real World Appl, 2009, 10: 565-575.

[134]　Feng Z L, Velasco-Hernandez J, Tapia-Santos B, et al. A model for coupling within-host and between-host dynamics in an infectious disease[J]. Nonlinear Dyn, 2012, 68: 401-411.

[135]　Kim K, Lin Z G, Zhang L. Avian-human influenza epidemic model with diffusion[J]. Nonlinear Anal Real World Appl, 2010, 11: 313-322.

[136]　Wang P D, Huang C M. An energy conservative difference scheme for the nonlinear fractional Schrödinger equations[J]. J Comput Phys, 2015, 293: 238-251.

[137]　Wang P D, Huang C M. An implicit midpoint difference scheme for the fractional Ginzburg-Landau equation[J]. J Comput Phys, 2016, 312: 31-49.

[138]　Wang P D, Huang C M. A conservative linearized difference scheme for the nonlinear fractional Schrödinger equation[J]. Numer Algorithms, 2015, 69: 625-641.

[139]　Feng Z L, Velasco-Hernández J X. Competitive exclusion in a vector-host model for the dengue fever[J]. J Math Biol, 1997, 35(5): 523-544.

[140]　Kryazhimskiy S, Dieckmann U, Levin S A, et al. On state-space reduction in multi-strain pathogen models, with an application to antigenic drift in influenza A[J]. PLoS Comput Biol, 2007, 3: e159.

[141]　Bohannan B J M, Lenski R E. Linking genetic change to community evolution: insights from studies of bacteria and bacteriophage[J]. Ecol Letters, 2000, 3: 362-377.

[142]　Cherif A. Mathematical analysis of a multiple strain, multi-locus-allele system for antigenically variable infectious diseases revisited[J]. Math Biosci, 2015, 267: 24-40.

[143]　Iannellia M, Martchevab M, Li X Z. Strain replacement in an epidemic model with super-infection and perfect vaccination[J]. Math Biosci, 2005, 195(1): 23-46.

[144]　Martcheva M, Pilyugin S S. The Role of coinfection in multidisease dynamics[J]. SIAM J Appl Math, 2006, 66(3): 843-872.

[145]　Castillo-Chavez C, Hethcote H W, Andreasen V, et al. Epidemiological models with age structure, proportionate mixing, and cross-immunity[J]. J Math Biol, 1989, 27(3): 233-258.

[146]　Abu-Raddad L J, Ferguson N M. The Impact of cross-immunity, mutation and stochastic extinction on pathogen diversity[J]. Proceedings: Biological Sciences, 2004, 271(1556): 2431-2438.

[147]　Bichara D, Iggidr A, Sallet G. Global analysis of multi-strains SIS, SIR and MSIR epidemic models[J]. J Appl Math Comput, 2014, 44: 273-292.

[148]　Allen L J S, Langlais M, Phillips C J. The dynamics of two viral infections in a single host population with applications to hantavirus[J]. Math Biosci, 2003, 186: 191-217.

[149] Minayev P, Ferguson N. Incorporating demographic stochasticity into multi-strain epidemic models: application to influenza A[J]. J R Soc Interface, 2009, 6: 989-996.

[150] Kirupaharan N, Allen L J S. Coexistence of multiple pathogen strains in stochastic epidemic models with density-dependent mortality[J]. Bull Math Biol, 2004, 66: 841-864.

[151] Bichara D, Iggidr A, Sallet G. Global analysis of multi-strains SIS, SIR and MSIR epidemic models[J]. J Appl Math and Computing, 2014, 44(1/2): 273-292.

[152] Andreasen V, Lin J, Levin S A. The dynamics of cocirculating influenza strains conferring partial cross-immunity[J]. J Math Biol, 1997, 35: 825-842.

[153] Dawes J H P, Gog J R. The onset of oscillatory dynamics in models of multiple disease strains[J]. J Math Biol, 2002, 45(6): 471-510.

[154] Esteva L, Vargas C. Coexistence of different serotypes of dengue virus[J]. J Math Biol, 2003, 46: 31-47.

[155] Ackleh A S, Allen L J S. Competitive exclusion and coexistence for pathogens in an epidemic model with variable population size[J]. J Math Biol, 2003, 47: 153-168.

[156] Castillo-Chavez C, Huang W Z, Li J. Competitive exclusion and coexistence of multiple strains in an SIS STD Model[J]. SIAM J Appl Math, 1999, 5: 1790-1811.

[157] Ackleh A S, Allen L J S. Competitive exclusion in SIS and SIR epidemic models with total cross immunity and density-dependent host mortality[J]. Discrete Contin Dyn Syst Ser B, 2005, 5: 175-188.

[158] Allen L J S, Kirupaharan N, Wilson S M. SIS epidemic models with multiple pathogen strains[J]. J Differ Equ Appl, 2004, 10: 53-75.

[159] Kogan O, Khasin M, Meerson B, et al. Two-strain competition in quasineutral stochastic disease dynamics[J]. Phys Rev E, 2014, 90: 042149.

[160] Lu Q. Stability of SIRS system with random perturbations[J]. Phys A, 2009, 388: 3677-3686.

[161] Ji C Y, Jiang D Q, Yang Q S, et al. Dynamics of a multigroup SIR epidemic model with stochastic perturbation[J]. Automatica, 2012, 48(1): 121-131.

[162] Zhao Y N, Jiang D Q. The threshold of a stochastic SIRS epidemic model with saturated incidence[J]. Appl Math Lett, 2014, 34: 90-93.

[163] Bao J H, Mao X R, Yin G, et al. Competitive Lotka-Volterra population dynamics with jumps[J]. Nonlinear Anal, 2011, 74: 6601-6616.

[164] Zhang X H, Li W X, Liu M, et al. Dynamics of a stochastic Holling II one-predator two-prey system with jumps[J]. Phys A, 2015, 421: 571-582.

[165]　Li D, Cui J A, Song G H. Permanence and extinction for a single-species systems with jump-diffusion[J]. J Math Anal Appl, 2015, 430: 438-464.

[166]　Zou X L, Wang K. Numerical simulations and modeling for stochastic biological systems with jumps[J]. Commun Nonlinear Sci Numer Simulat, 2014, 19: 1557-1568.

[167]　Pasel A, Kosko B. Stochastic resonance in continuous and spiking neuron models with Lévy noise[J]. IEEE Trans Neural Netw, 2008, 19(12): 1993-2008.

[168]　Xu Y, Wang X Y, Zhang H Q, et al. Stochastic stability for nonlinear systems driven by Lévy noise[J]. Nonlinear Dyn, 2012, 68: 7-15.

[169]　Liu Q. Asymptotic properties of a stochastic n-species Gilpin-Ayala competitive model with Lévy jumps and Markovian switching[J]. Commun Nonlinear Sci Numer Simulat, 2015, 26: 1-10.

[170]　Peng S G, Zhu X H. Necessary and sufficient condition for comparison theorem of 1-dimensional stochastic differential equations[J]. Stoch Proc Appl, 2006, 116: 370-380.

[171]　Zhu Q X. Asymptotic stability in the pth moment for stochastic differential equations with Lévy noise[J]. J Math Anal Appl, 2014, 416: 126-142.

[172]　Teel A R, Subbaraman A, Sferlazza A. Stability analysis for stochastic hybrid systems: a survey[J]. Automatica, 2014, 50: 2435-2456.

[173]　Wee In-Suk. Stability for multidimentional jump-diffusion processes[J]. Stoch Proc Appl, 1999, 80: 193-209.

[174]　Liu W Y, Zhu W Q. Lyapunov function method for analyzing stability of quasi-Hamiltonian systems under combined Gaussian and Poisson white noise excitations[J]. Nonlinear Dyn, 2015, 81: 1879-1893.

[175]　Kunita H. Itô's stochastic calculus: its surprising power for applications[J]. Stoch Proc Appl, 2010, 120: 622-652.

[176]　Lipster R. A strong law of large numbers for local martingales[J]. Stochastics, 1980, 3: 217-228.

[177]　Gardoń A. The order of approximations for solutions of Itô-type stochastic differential equations with jumps[J]. Stoch Anal Appl, 2004, 22: 679-699.

[178]　Protter P, Talay D. The Euler scheme for Lévy driven stochastic differential equations[J]. Ann Probab, 1997, 25: 393-423.

[179]　Rubenthaler S. Numerical simulation of the solution of a stochastic differential equation driven by a Lévy process[J]. Stoch Proc Appl, 2003, 103: 311-349.

[180]　Jacod J. The Euler scheme for Lévy driven stochastic differential equations: limit theorem[J]. Ann Probab, 2004, 32: 1830-1872.

[181] Wang H C. The Euler scheme for a stochastic differential equation driven by pure jump semimartingales[J]. J Appl Prob, 2015, 52: 149-166.

[182] Fournier N. Simulation and approximation of Lévy-driven stochastic differential equations[J]. Probab Stat, 2011, 15: 233-248.